\#モデルが撮影前に飲んでいる
魔法の即ヤセ低糖質スープ

野菜ソムリエプロ｜Atsushi

宝島社

楽してやせる野菜たっぷりの
Atsushi's Soup♪

　2017年12月に発売した「#モデルがこっそり飲んでいる3日で2kgやせる魔法のスープ」、そして2018年6月には「#モデルがこっそり食べている3日で2kgやせるごちそうサラダ」を出版。ありがたいことに、たくさんの方たちの手に取っていただき、まさかまさかのレシピ本第三弾を発売することになりました。

　今回は低糖質でタンパク質たっぷりな、魔法の即やせスープ。こだわったのは、低糖質スープ＝糖質オフではないということ。糖質オフにすると敬遠されがちな、野菜の中では糖分が多いとされるコーン、トマト、かぼちゃなどもレシピに加えています。例えばコーンの糖質は100gで約15.5g、白米は100gで約37g（コンビニのおにぎり1個分）と白米の半分以下です。ダイエット中にカットすべき糖質は、白米や小麦粉から作られたパンや麺類、そしてお菓子などの糖質です。野菜には便秘を解消してくれる食物繊維をはじめ、ビタミン、ミネラル、抗酸化成分など、ダイエット、そして健康、美容に嬉しい栄養素がぎっしりと詰まっています。

　実際に、Atsushi's Soupでダイエットをして2ヵ月で6キロやせました。今までの人生の中でこんなにラクしてやせられたのは初めて。コーン、トマト、かぼちゃなどもよくスープに入れて食べていました。お腹いっぱいスープを食べて代謝が上がり、どんどん燃費のいい体になりスルスルとやせていくではないですか！ 筋肉はキープしてメリハリのある体になる魔法の即やせスープ、ぜひ気に入っていただけたら嬉しいです♪

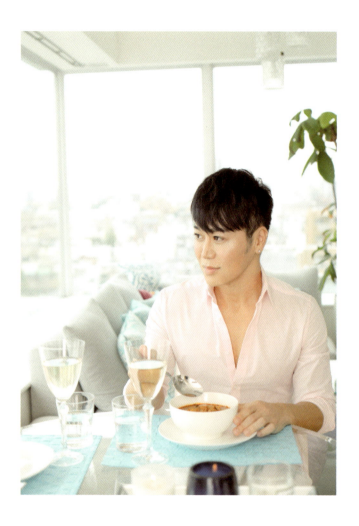

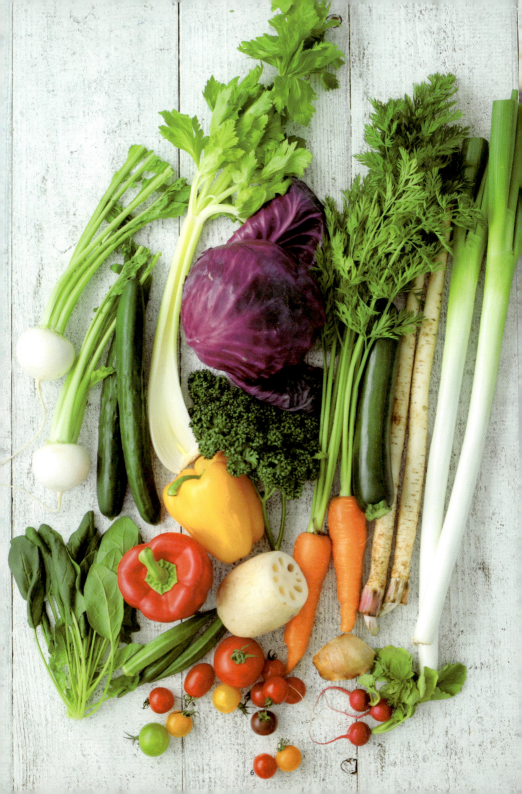

美腸でため込まない
デトックスで代謝の良い体に

体内で不要になった老廃物をいかにため込まないか。
デトックスの大部分を担うのは便です。
腸をきれい（美腸）にし、便通を良くして毎日しっかりデトックス。

美腸づくりには、たっぷりの水分、
二種類の食物繊維（水溶性食物繊維・不溶性食物繊維）、
発酵食品、オリゴ糖、乳酸菌、
良質な油（エクストラバージンオリーブオイル、ごま油など）が欠かせません。

この本で紹介するスープには、
そんな美腸に欠かせない成分を豊富に含む食材をたくさん盛り込みました。
腸内環境がリセットされ、体が軽くなるのを
ぜひ実感してみてください。

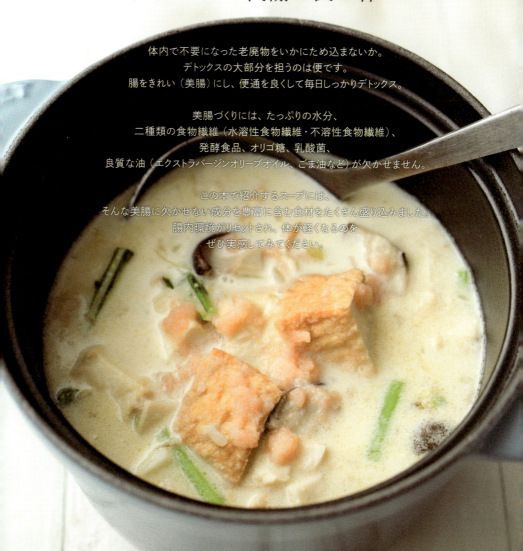

Atsushi流スープは
ココがすごい！

Atsushi流スープのこだわりや、
美味しく作るコツ、
やせるスープの秘訣などを紹介。

Point 1
とにかく簡単で
10分で作れる時短料理！

スーパーで手に入れることができる食材を使い、下ごしらえに時間がかかるものは使わず、缶詰や冷凍食材などもかしこく取り入れます。下ごしらえと煮込みを同時に行うのも、時短のコツです。

Point 2
低糖質で血糖値の
上昇を緩やかに

野菜や豆類の糖質は、白米やパン、麺類などと比べると格段に低いです。ビタミン、ミネラル、抗酸化成分と、ダイエットに、健康に、そして美容に。体にうれしい成分が豊富な野菜たっぷりのレシピです。

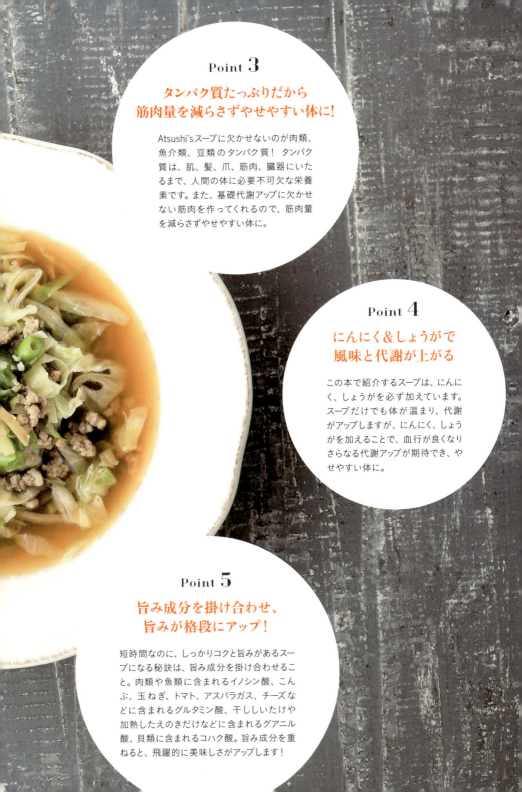

Point 3
タンパク質たっぷりだから筋肉量を減らさずやせやすい体に!

Atsushi'sスープに欠かせないのが肉類、魚介類、豆類のタンパク質! タンパク質は、肌、髪、爪、筋肉、臓器にいたるまで、人間の体に必要不可欠な栄養素です。また、基礎代謝アップに欠かせない筋肉を作ってくれるので、筋肉量を減らさずやせやすい体に。

Point 4
にんにく&しょうがで風味と代謝が上がる

この本で紹介するスープは、にんにく、しょうがを必ず加えています。スープだけでも体が温まり、代謝がアップしますが、にんにく、しょうがを加えることで、血行が良くなりさらなる代謝アップが期待でき、やせやすい体に。

Point 5
旨み成分を掛け合わせ、旨みが格段にアップ!

短時間なのに、しっかりコクと旨みがあるスープになる秘訣は、旨み成分を掛け合わせること。肉類や魚類に含まれるイノシン酸、こんぶ、玉ねぎ、トマト、アスパラガス、チーズなどに含まれるグルタミン酸、干ししいたけや加熱したえのきだけなどに含まれるグアニル酸、貝類に含まれるコハク酸。旨み成分を重ねると、飛躍的に美味しさがアップします!

ガマンせず、ラクやせ！

Atsushi's スープダイエットのコツ

２カ月でストレスなく−６kg達成

外食をしたり、毎日お酒も飲みながらも、魔法のスープでAtsushi自身もラクラクダイエットに成功！ 普段の食事法や意識していることなど、すぐにマネできる目からウロコな情報を解禁。

ATSUSHI'S TIME SCHEDULE

8:00 朝は必ずフルーツやレモンウォーターで酵素＆ビタミンCを摂取

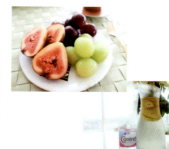

朝は体の排泄機能が高まっている時間帯。酵素、ビタミン、ミネラル、食物繊維が豊富なフルーツは、消化に負担をかけず、毎日の排泄機能を促進してくれます。フルーツの糖質（果糖）で満足感が続き、お昼までお腹がすきにくくなりますし、フルーツの糖質（果糖）はすぐにエネルギー源に変わります。レモンウォーターで、朝のデトックス、むくみもスッキリします。

12:00

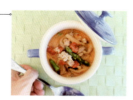

Lunch
自宅にいるときはスープを

空腹が激しいときはスープをおかわりしてもOK。

15:00 小腹が空いたら干しいも、ナッツ、チーズを

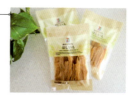

小腹が空いたらナッツやチーズ、最近のお気に入りは干しいもです。干しいもの自然な甘さでイライラや空腹感を軽減。また豊富な食物繊維で便秘の改善、カリウムが余計な水分を排出しむくみもスッキリします。GI値が低いため急激に血糖値が上がることもなく、ダイエットには最適な食材。またビタミンB群が豊富なため代謝促進にも効果を発揮します。

20:00 Dinner
夜もスープをたっぷりと

この本で紹介しているスープの分量は、3食分なので一度作れば夜も温めて食べるだけ！

22:00 夕食後にお腹が空いたらトマトジュースを

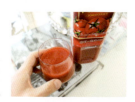

トマトジュースは、実は生のトマトよりもリコピンが豊富で栄養価が高い！ 美肌、便秘の改善、むくみ予防、中性脂肪を減らすなどの効果が期待できます。

ATSUSHI流ダイエットルール

1
野菜とフルーツ、タンパク質をたっぷりと

野菜とフルーツに含まれる酵素、ビタミン、ミネラルを積極的に摂取することを意識しています。細胞から元気にし、老廃物をため込まない巡りのいい体になっていくのです。さらに、昼、夜はかならずタンパク質を摂取して、筋肉量を落とさず、代謝のいい体に。

2
水分をたっぷりと

朝からお昼過ぎまではレモンウォーター（1ℓ～1.5ℓ）、その他には、ブラックコーヒー、コーン茶、緑茶、ハーブティーなどを、こまめに飲むように意識しています。市販の甘いジュース類は一切飲みません。

BEFORE ⇒ AFTER

Before

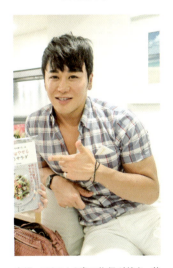

金沢、ソウルと2度の旅行が続き、普段は控えている白米を毎食食べ急激に太った2018年6月。人生でマックスデブの体重を記録しました。

After

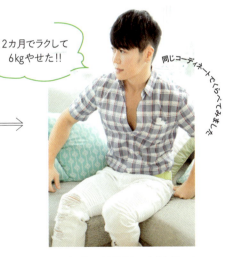

2カ月でラクして6kgやせた!!

同じコーディネートでくらべてみました

スープでタンパク質をしっかりと摂っていたので、筋肉はそのままで、顔、お腹周り、太ももなど脂肪だけが落ちました。全身軽くてスッキリです！

Atsushi's

スープ作りで使う調味料を紹介

洋風、和風、ポタージュ、アジアンエスニックなどのバリエーション豊かなスープを作るために必要な調味料を紹介。どれもスーパーで簡単に手に入ります。

● 必要な調味料

	塩、ブラックペッパー	塩はあら塩、こしょうはブラックペッパーを使用。粗びきならより風味アップ。
	しょうゆ	日本を代表する発酵調味料です。減塩ではなく、普通のタイプを使用。
	酒	料理酒。体を温め、血行を良くしてくれます。むくみにも効果あり。
	みりん	発酵食品なので、本みりんを使用。料理の旨みやコクがアップします。
	酢	値段も手ごろで使いやすい穀物酢を使用。血行促進、消化不良の改善、疲労回復効果のあるクエン酸を含みます。
	黒酢	まろやかに料理の旨みを引き出し、アミノ酸が豊富でダイエット効果が高いと言われています。もしなければ、酢でも代用可能。
	みそ	栄養価がとても高く、体内の余計な水分を排出するためむくみに効果的。乳酸菌が腸内環境を整えます。
	白ワイン	酸味を立たせて素材の旨みを引き出してくれます。安いワインでOK、辛口を選ぶのがコツ。
	塩麹	使いやすいチューブタイプを使用。料理のコクや旨みが増し、酵素の働きでデトックス効果が◎。オリゴ糖が腸内環境を整えます。
	しょうが、にんにく	料理のコクを出すのに欠かせないもの。忙しい時はチューブタイプを活用して時短に。

	カレー粉	カレールウではなく、カレー粉。ターメリック、ガラムマサラ、コリアンダー、クミンなど様々なスパイスで作られていて、様々な健康美容効果があります。
	ココナッツミルク	南国を思わせる甘い風味で栄養価が高く、豊富に含まれるラウリン酸の働きでダイエット効果が期待できます。スーパーにも売っています。
	ナンプラー	エスニック料理には欠かせないアミノ酸が豊富なタイを代表する調味料で、1本常備しておくと便利。発酵した魚の旨みが凝縮されていて、タウリンが豊富なので疲労回復効果あり。
	オイスターソース	使い勝手抜群！ 牡蠣を発酵させて作られているため濃厚なコクと旨みが特徴の調味料。スープだけでなく、炒め物にも使えて便利です。
	コチュジャン	辛いスープはおまかせ！ 韓国を代表する調味料でとうがらしとみそで作られています。カプサイシンが豊富で体を温め、代謝をアップさせる効果も。
	クミン	クミンシードを使用。強い芳香があり料理のアクセントに◎。抗酸化作用が高いためアンチエイジング効果が期待できます。
	粒マスタード	強い抗菌作用があり、体を温めます。独特の辛みと酸味が料理を引き立てます。

● だし

	顆粒こんぶだしの素	顆粒タイプのこんぶだしの素を使用。旨み成分の一つであるグルタミン酸を多く含み、まろやかな深みのある旨みをアップさせてくれます。
	鶏ガラスープの素	顆粒タイプを使用。鶏肉をじっくり煮出して作られていて、3つの旨み成分（イノシン酸・グルタミン酸・グアニル酸）を含み、料理にコクをプラスできる。
	固形コンソメスープの素	量る手間のない、固形タイプを使用。香味野菜やお肉の旨みがギュッと詰まっています。

● オイル

	オリーブオイル	エクストラバージンオリーブオイルがおすすめ。オレイン酸が豊富で中性脂肪をつきにくくし、便通もよくなるのでダイエットには欠かせないオイルです。
	ごま油	豊かな風味に加え、様々な効能がある。血中コレステロールを下げ、血流を良くして体を温めます。また腸を潤すため便秘の改善にも。

Atsushi's 簡単 おいしい スープの秘密

スープはすべて10分以内で作ることができるのに、なぜこんなにおいしく作ることができるのか。それは、食材の組み合わせにありました！

3大旨み成分である

イノシン酸　グルタミン酸　グアニル酸

これらを、2つ以上重ねることで相乗効果を発揮し、料理の旨み、深み、コクが飛躍的にアップするのです！

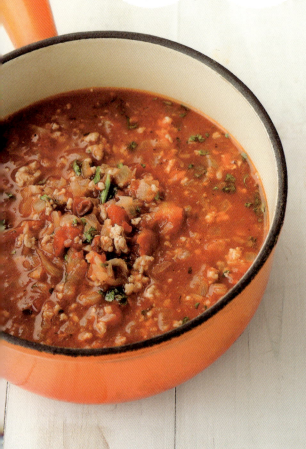

イノシン酸
肉類／魚類／卵

グルタミン酸
こんぶ／チーズ／トマト
玉ねぎ／ねぎ／にんにく
とうがらし／セロリ／しょうが
大豆／たけのこなど

グアニル酸
加熱したきのこ類／のり
ドライトマトなど

― この本の使い方 ―

スープは5つのジャンルに分類されています

毎日続けられるように、多彩な味わいの44品のスープを紹介しています。
その日冷蔵庫にある食材＆食べたい食材から選ぶのもOK（P.118参照）。

洋風スープ

ポタージュ

和風スープ

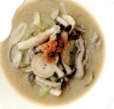

食べたいスープから作ってOK
どのスープを食べてやせるかは
あなた次第。
まずは気になるスープを
作ってみて。

アジアンエスニックスープ

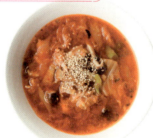

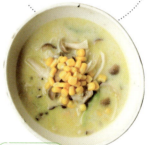
美腸スープ

○材料表の分量は、小さじ1＝5ml（cc）、大さじ1＝15ml（cc）です。
○電子レンジの加熱時間は500Wの場合の目安です。メーカーや機種によって異なる場合があるので様子を見ながら調整してください。600Wの場合は温め時間を0.8倍にしてください。
○みそによって塩分量が違う場合があるので、その場合は加減してください。
○材料の野菜の皮はよく洗い、基本的に皮ごと使います。必要であれば下処理してから調理してください。
○その他、使用している調味料についてはP.12も参照。

contents

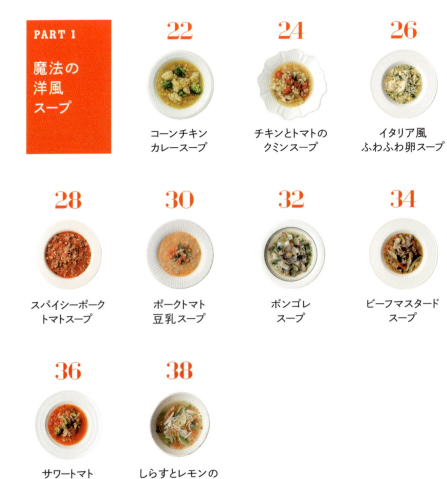

PART 1 魔法の洋風スープ

22 コーンチキンカレースープ

24 チキンとトマトのクミンスープ

26 イタリア風ふわふわ卵スープ

28 スパイシーポークトマトスープ

30 ポークトマト豆乳スープ

32 ボンゴレスープ

34 ビーフマスタードスープ

36 サワートマトツナスープ

38 しらすとレモンのスープ

PART 2 魔法の和風スープ

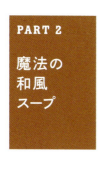
42 豚ひき肉とキャベツのジンジャースープ

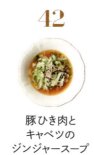
44 えびときのこのスープ

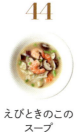
46 豚肉と根菜の豆乳みそスープ

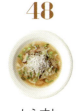
48 しらすとしいたけのスープ

50 干し桜えびと豆腐のスープ

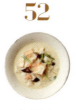
52 たらこと厚揚げのスープ

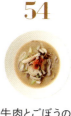
54 牛肉とごぼうのスープ

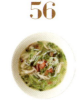
56 しらすと梅の豆苗スープ

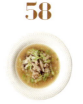
58 鶏ひき肉とレタスのスープ

PART 3 魔法のポタージュ

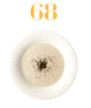
62 レタスと枝豆のレモンポタージュ

64 コーンポテト豆腐ポタージュ

66 かぼちゃチーズポタージュ

68 さば缶とさといものポタージュ

70 じゃがいもと豆腐のポタージュ

72
かぶと枝豆の
ポタージュ

74
トマトとチーズの
ポタージュ

76
さやいんげんと
カッテージチーズ
の豆乳ポタージュ

78
ごぼうとしめじの
ポタージュ

PART 4
魔法の
アジアン
エスニック
スープ

82
チキンココナッツ
カレースープ

84
スパイシー
そぼろスープ

86
豆腐とえのきの
黒酢スープ

88
牛肉のオイスター
ソーススープ

90
ふんわり卵と
トマトのスープ

92
ポークマスタード
スープ

94
さば缶とキムチの
韓国風スープ

96
かぼちゃとツナの
カレースープ

98
ほたての
ポン酢スープ

PART 5
魔法の
美腸
スープ

102
ホット
ガスパチョ

104

根菜のキムチ
みそチゲ

106

コーン豆乳
スープ

108

きのこづくしの
豆板醤スープ

110

大豆のチーズ
カレースープ

112

カリフラワーの
スパイシースープ

114

たけのことごぼうの
レモンスープ

116

のりときのこと
梅のスープ

4	楽してやせる野菜たっぷりのAtsushi's Soup♪
6	美腸でため込まないデトックスで代謝の良い体に
8	Atsushi流スープはココがすごい!
10	2カ月でストレスなく-6kg達成 Atsushi's スープダイエットのコツ
12	Atsushi's スープ作りで使う調味料を紹介
14	Atsushi's 簡単 おいしい スープの秘密
15	この本の使い方
20	Column 1　オリーブオイルはダイエット中に積極的に摂りたいオイル
40	Column 2　和風スープは、こんぶだしで旨みアップ!!
60	Column 3　ポタージュは、牛乳ではなく豆乳をかしこく使う
80	Column 4　カレー粉のうれしい効果とカレールウとの違い
100	Column 5　Atsushi's美腸スープは"2種類の食物繊維""乳酸菌""オリゴ糖""マグネシウム"で最強の美腸に!
118	材料別　魔法のスープINDEX
122	この本を手にしてくださったみなさまへ

Soup Column 1

オリーブオイルはダイエット中に積極的に摂りたいオイル

オリーブオイルは「やせオイル」とも呼ばれ、血中コレステロールを減らす、オレイン酸とリノール酸が豊富！中性脂肪をつきにくくして便通も良くしてくれるので、ダイエット中にも積極的に摂りたいオイルです。

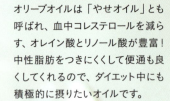

PART 1

魔法の洋風スープ

トマト、玉ねぎ、セロリなどの
野菜のうまみが広がる洋風スープに、
たっぷりの肉や魚介を加えて
ボリュームのある一品に。

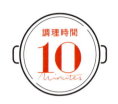

調理時間
10 Minutes

イノシン酸（鶏肉）×
グルタミン酸（玉ねぎ、ブロッコリー）で
旨みがアップ！

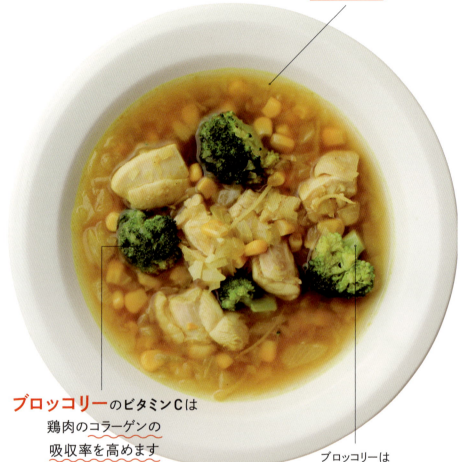

ブロッコリーのビタミンCは
鶏肉のコラーゲンの
吸収率を高めます

ブロッコリーは
茎や葉にも栄養があるので
丸ごと食べましょう

CORN & CHICKEN CURRY SOUP

PART 1　洋風スープ

スパイシーな風味の中にもコーンの甘みが広がる

コーンチキン
カレースープ

---- 材料（3食分）----

鶏もも肉 —— 200g
コーン缶 —— 200g
玉ねぎ —— 小1個
ブロッコリー —— 150g
にんにく —— 2片

固形コンソメスープの素 —— 2個
カレー粉 —— 大さじ2
白ワイン —— 大さじ2
塩 —— 少々
オリーブオイル —— 大さじ1
水 —— 600ml

---- 作り方 ----

1 鍋にオリーブオイルを中火で熱し、みじん切りにしたにんにくを炒める。にんにくの香りがたったら、みじん切りにした玉ねぎ、一口大に切った鶏肉の順に炒める。

2 全体に火が通ったら水を加え、ひと煮立ちしたら、一口大に切ったブロッコリーを加え、あくを取りながら4分ほど煮る。

3 コーンを加えてひと煮立ちさせ、固形コンソメスープの素、カレー粉、白ワイン、塩を加えて味を調える。

FOODSTUFF MEMO

ブロッコリー

ビタミンCが豊富で**美肌**、**疲労回復**
抗酸化作用の高いビタミンEで**アンチエイジング**
たっぷりの食物繊維で**便秘の改善**に

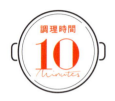

調理時間 10 Minutes

エリンギの
食物繊維の含有量は
きのこ類でトップクラス

トマトの
リコピンは**油分と一緒に
摂ると吸収率がアップ**

イノシン酸（鶏肉）×
グルタミン酸（セロリ、トマト）で
旨みがアップ！

CHICKEN & TOMATO CUMIN SOUP

PART 1 洋風スープ

クミンとにんにく、セロリが絶妙な組み合わせ

チキンとトマトのクミンスープ

材料（3食分）

鶏ひき肉 —— 200g
セロリ —— 1本
エリンギ —— 100g
ミニトマト —— 15個
にんにく —— 2片

固形コンソメスープの素 —— 2個
白ワイン —— 大さじ2
クミン —— 大さじ1/2
塩 —— 少々
オリーブオイル —— 大さじ1
水 —— 600ml

作り方

1. 鍋にオリーブオイルを中火で熱し、みじん切りにしたにんにくを炒める。にんにくの香りがたったら、ひき肉、みじん切りにしたセロリ、半分に切ったミニトマトの順に炒める。

2. 全体に火が通ったら水を加え、ひと煮立ちしたらあくを取りながら3分ほど煮る。

3. 固形コンソメスープの素、クミン、白ワイン、塩を加えて味を調える。

4. 細切りにしたエリンギを加え、ひと煮立ちさせる。

FOODSTUFF MEMO

エリンギ

食物繊維が豊富で**腸内環境の改善**に
アスパラギン酸が**疲労回復**に効果あり
ビタミンB群が豊富で**代謝を促進**

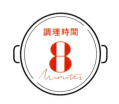

調理時間 **8** minutes

パセリの豊富な
ビタミンCで<u>美肌</u>に

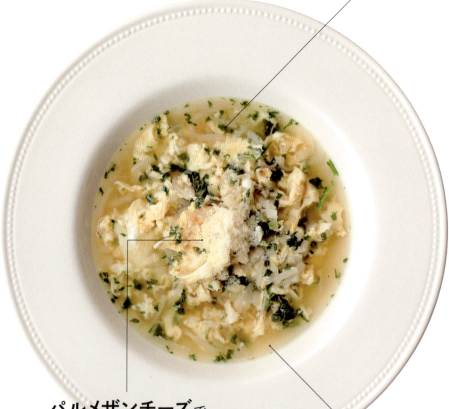

パルメザンチーズで
<u>コクと旨み</u>をプラス

白ワインの
爽やかな<u>酸味</u>が
スープの美味しさを引き立てます

· ITALIAN STYLE FLUFFY EGG SOUP ·

PART 1 洋風スープ

シャキシャキしたもやしをふわふわ卵が包み込む

イタリア風
ふわふわ卵スープ

材料（3食分）

卵 —— 4個
玉ねぎ —— 小1個
もやし —— 100g
にんにく —— 2片
パセリ —— 10g

固形コンソメスープの素 —— 2個
パルメザンチーズ —— 大さじ4
白ワイン —— 大さじ2
塩 —— 少々
オリーブオイル —— 大さじ1
水 —— 600ml

作り方

1. 鍋にオリーブオイルを中火で熱し、みじん切りにしたにんにくを炒める。にんにくの香りがたったら、みじん切りにした玉ねぎを炒める。

2. 全体に火が通ったら水を加え、ひと煮立ちしたらあくを取りながら3分ほど煮る。

3. 固形コンソメスープの素、白ワイン、塩を加えて味を調え、溶き卵を加える。

4. 1cm長さに切ったもやし、パルメザンチーズを加えてひと煮立ちさせ、みじん切りにしたパセリをちらす。

FOODSTUFF MEMO

パセリ β-カロテンで粘膜を強化して**風邪予防**
抗酸化作用のあるビタミンEが豊富で**アンチエイジング**
豊富な食物繊維で**便秘を改善**

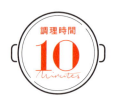

調理時間 10 minutes

にんにくのアリシンは豚肉のビタミンB_1の吸収を高めます

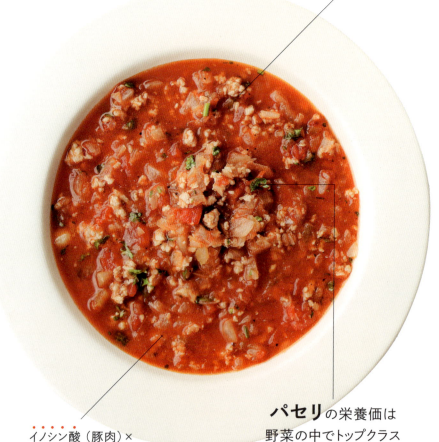

イノシン酸（豚肉）×グルタミン酸（玉ねぎ、トマト）の旨みがアップ！

パセリの栄養価は野菜の中でトップクラス

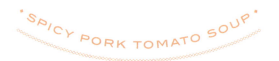

"SPICY PORK TOMATO SOUP"

PART 1　洋風スープ

トマト缶を使うから時間がないときでもパパッと作れる

スパイシーポーク
トマトスープ

材料（3食分）

豚ひき肉 —— 200g
玉ねぎ —— 小1個
エリンギ —— 100g
にんにく —— 2片
パセリ —— 10g
赤とうがらし —— 3本
ホールトマト缶 —— 1缶

固形コンソメスープの素 —— 2個
白ワイン —— 大さじ2
塩、ブラックペッパー —— 各少々
オリーブオイル —— 大さじ1
水 —— 200ml

作り方

1　鍋にオリーブオイルを中火で熱し、みじん切りにしたにんにく、輪切りにした赤とうがらしを炒める。にんにくの香りがたったら、みじん切りにした玉ねぎ、ひき肉の順に炒める。

2　全体に火が通ったらトマト缶、水を加え、ひと煮立ちしたら細切りにしたエリンギを加え、あくを取りながら3分ほど煮る。

3　固形コンソメスープの素、白ワイン、塩、ブラックペッパーを加えて味を調える。

4　みじん切りにしたパセリをちらす。

FOODSTUFF MEMO

にんにく　　豊富に含まれるアリシンで**疲労回復、滋養強壮**
スコルジニンが**新陳代謝を促進**
抗酸化作用のあるセレンで**アンチエイジング**

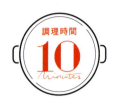

調理時間 10 minutes

ヘルシーな**豆乳**で
濃厚なクリーミーさに

イノシン酸（豚肉）×
グルタミン酸（トマト、玉ねぎ）で
旨みがアップ！

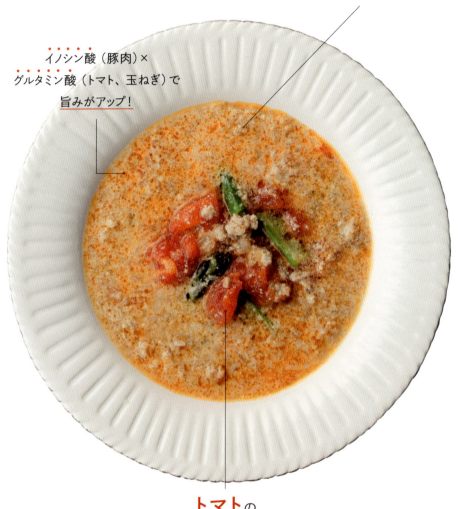

トマトの
リコピンは油分と一緒に
摂ると吸収率がアップ

PORK & TOMATO SOY MILK SOUP

PART 1 洋風スープ

トマトの酸味を豆乳とひき肉でまろやかでコクのある味に

ポークトマト豆乳スープ

材料（3食分）

豚ひき肉 —— 200g
トマト —— 中2個
玉ねぎ —— 小1個
グリーンアスパラガス —— 3本
にんにく —— 2片
固形コンソメスープの素 —— 2個
塩 —— 少々
オリーブオイル —— 大さじ1
豆乳 —— 400ml
水 —— 100ml

作り方

1. 鍋にオリーブオイルを中火で熱し、みじん切りにしたにんにくを炒める。にんにくの香りがたったら、みじん切りにした玉ねぎ、ひき肉、一口大に切ったトマトの順に炒める。

2. 全体に火が通ったら豆乳、水を加え、沸騰させないようにして3分ほど煮る。

3. 4〜5cm長さの斜め切りにしたアスパラガスを加えてひと煮立ちさせ、固形コンソメスープの素、塩を加えて味を調える。

FOODSTUFF MEMO

アスパラガス
アスパラギン酸で**疲労回復**
アスパラギン酸が**新陳代謝を促進**
β-カロテンが豊富で**眼精疲労**に効果あり

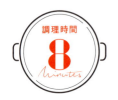

調理時間
8 Minutes

あさりの殻は
ミネラルが豊富なので
殻ごと調理

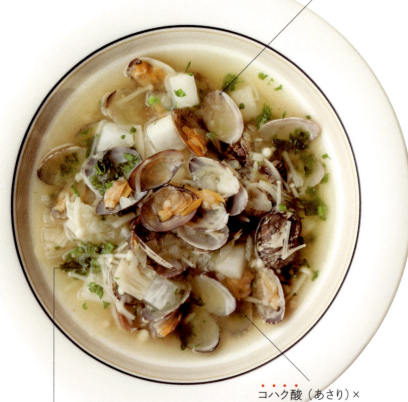

パセリのビタミンCで
あさりの亜鉛の
吸収率をアップ

コハク酸（あさり）×
グルタミン酸（玉ねぎ）で
旨みがアップ！

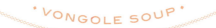

• VONGOLE SOUP •

PART 1　洋風スープ

あさりの旨みと、角切り大根の食感がアクセント

ボンゴレスープ

材料（3食分）

あさり（殻つき）—— 200g
玉ねぎ —— 小1個
大根 —— 200g
えのきだけ —— 100g
パセリ —— 10g
にんにく —— 2片

固形コンソメスープの素 —— 2個
白ワイン —— 大さじ2
塩、ブラックペッパー —— 各少々
オリーブオイル —— 大さじ1
水 —— 600ml

作り方

1　鍋にオリーブオイルを中火で熱し、みじん切りにしたにんにくを炒める。にんにくの香りがたったら、みじん切りにした玉ねぎ、角切りにした大根の順に炒める。

2　全体に火が通ったら水を加え、ひと煮立ちしたらあさりを加え、あくを取りながら3分ほど煮る。

3　一口大に切ったえのきだけを入れてひと煮立ちさせ、固形コンソメスープの素、白ワイン、塩、ブラックペッパーを加えて味を調える。

4　みじん切りにしたパセリをちらす。

FOODSTUFF MEMO

あさり　　タウリンの働きで**血液をサラサラ**に
豊富な鉄分で**貧血予防**
亜鉛の働きで**美肌美髪**に

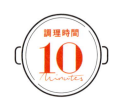

調理時間 **10** minutes

粒マスタードの
抗酸化作用で
アンチエイジングに

β-カロテンは
油分と一緒に摂ると
吸収率が高まります

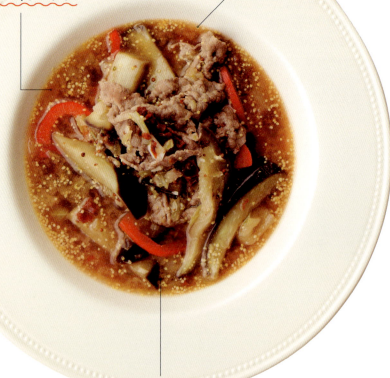

イノシン酸（牛肉）×グルタミン酸（玉ねぎ）
×グアニル酸（ドライトマト）で
旨みがアップ！

・ BEEF MUSTARD SOUP ・

PART 1 洋風スープ

マスタードを加えるだけでスープのマンネリを脱出！

ビーフマスタードスープ

材料（3食分）

牛薄切り肉（赤身）—— 200g
玉ねぎ —— 小1個
パプリカ —— 1個
なす —— 小2本
にんにく —— 2片
ドライトマト —— 40g

固形コンソメスープの素 —— 2個
酒 —— 大さじ2
粒マスタード —— 大さじ2
塩 —— 少々
オリーブオイル —— 大さじ1
水 —— 600ml

作り方

1 300mlの水でドライトマトを戻す。

2 鍋にオリーブオイルを中火で熱し、みじん切りにしたにんにくを炒める。にんにくの香りがたったら、みじん切りにした玉ねぎ、牛肉の順に炒める。

3 全体に火が通ったらドライトマトを戻し汁ごと、残りの水を加える。ひと煮立ちしたら細切りにしたパプリカ、なすを加え、あくを取りながら3分ほど煮る。

4 固形コンソメスープの素、酒、塩、粒マスタードを加えて味を調える。

FOODSTUFF MEMO

パプリカ

カリウムが豊富で**むくみスッキリ**
多く含まれるビタミンCで**美肌**効果
β-カロテンで**アンチエイジング**

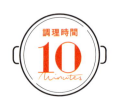

調理時間
10 minutes

トマトは
胃の働きを正常にして
消化を助ける

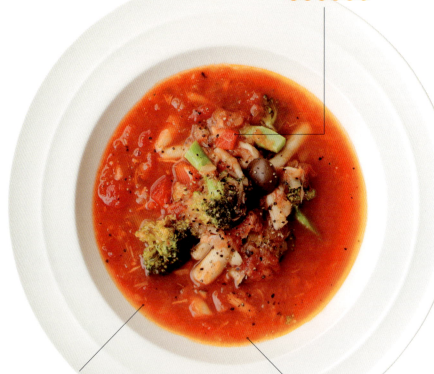

にんにくは
生活習慣病の予防に
効果あり

イノシン酸（ツナ缶、アンチョビ）×
グルタミン酸（玉ねぎ、トマト）で
旨みがアップ！

SOUR TOMATO TUNA SOUP

PART 1 洋風スープ

アンチョビとトマトでイタリア風に

サワートマト
ツナスープ

材料（3食分）

ツナ缶（ノンオイル・汁ごと）—— 2缶
玉ねぎ —— 小1個
ブロッコリー —— 150g
しめじ —— 100g
にんにく —— 2片
アンチョビ —— 6フィレ
ホールトマト缶 —— 1缶

固形コンソメスープの素 —— 2個
酢 —— 大さじ3
塩、ブラックペッパー —— 各少々
オリーブオイル —— 大さじ1
水 —— 200ml

作り方

1. 鍋にオリーブオイルを中火で熱し、みじん切りにしたにんにく、アンチョビを炒める。にんにくの香りがたったら、みじん切りにした玉ねぎ、一口大に切ったブロッコリーを炒める。

2. 全体に火が通ったら水、トマト缶、しめじ、ツナ缶を加え、ひと煮立ちしたらあくを取りながら4分ほど煮る。

3. 固形コンソメスープの素、酢、塩、ブラックペッパーを加えて味を調える。

FOODSTUFF MEMO

ツナ缶 低糖質で高タンパク質
DHA、EPAが豊富で血液サラサラに
リノール酸の働きで中性脂肪を減らす

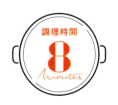

調理時間 **8** minutes

エリンギのGABAで
リラックス効果が期待

エリンギはしじみより高い含有量の
オルニチンで
二日酔い対策に

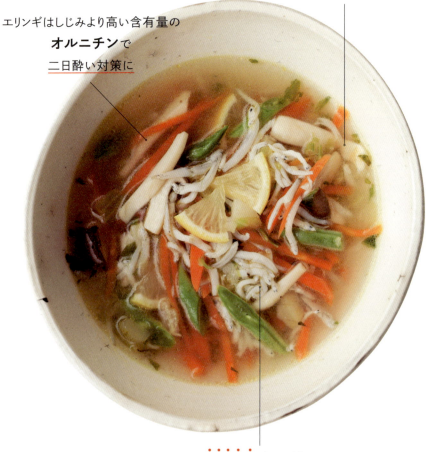

イノシン酸（しらす）×
グルタミン酸（セロリ）で
旨みがアップ！

* SHINE & LEMON SOUP *

PART 1　洋風スープ

しらすとレモンの酸味がよく合います
しらすとレモンのスープ

---- 材料（3食分） ----

しらす —— 120g
セロリ —— 1本
エリンギ —— 100g
にんじん —— 1本
さやいんげん —— 100g
にんにく —— 2片
レモン —— 1/2個

固形コンソメスープの素 —— 2個
白ワイン —— 大さじ2
塩 —— 少々
オリーブオイル —— 大さじ1
水 —— 600ml

---- 作り方 ----

1　鍋にオリーブオイルを中火で熱し、みじん切りにしたにんにくを炒める。にんにくの香りがたったら、みじん切りにしたセロリ、細切りにしたにんじんを炒める。

2　全体に火が通ったら水を加え、ひと煮立ちしたら1cm長さに切ったさやいんげん、細切りにしたエリンギを加え、3分ほど煮る。

3　固形コンソメスープの素、白ワイン、塩を加えて味を調える。

4　しらすを加えてひと煮立ちさせ、レモンを半量搾り、残りはいちょう切りにして加える。

FOODSTUFF MEMO

しらす 豊富なカルシウムで**ストレスを軽減**
DHAが**中性脂肪を減少**
エラスチンで**ハリのある肌**に

Soup Column 2

和風スープは、
こんぶだしで旨みアップ!!

和風だしには、かつおぶしやにぼしからとっただしもありますが、今回はすべてこんぶだし！旨み成分であるグルタミン酸が豊富なので、まろやかで、素材の味を活かし、スープの旨みを引き出してくれます。だしをせっせととらなくても、顆粒だしで十分美味しく仕上がります。

PART 2

魔法の 和風スープ

だしは、こんぶだしの素を使っているから
深みのあるスープに。
あっさり和風味や、みそや豆乳を使った
コクのある一品も。

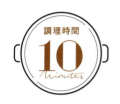

ビタミンUの別名は**キャベジン**、胃粘膜の働きを整えてくれます

たっぷりの**しょうが**で体が温まります

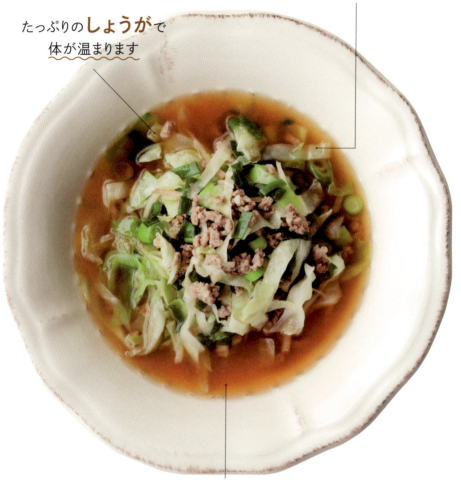

イノシン酸（豚肉）×
グルタミン酸（玉ねぎ、こんぶだし）で
旨みがアップ！

GROUND PORK & CABBAGE GINGER SOUP

PART 2 和風スープ

にんにくとしょうがで体ぽかぽか、免疫力UP！

豚ひき肉とキャベツの ジンジャースープ

材料（3食分）

豚ひき肉 —— 200g
キャベツ —— 200g
玉ねぎ —— 小1個
青ねぎ —— 50g
にんにく —— 2片
しょうが —— 20g

顆粒こんぶだしの素 —— 大さじ1
しょうゆ —— 大さじ2
酒 —— 大さじ2
塩 —— 少々
ごま油 —— 大さじ1
水 —— 600ml

作り方

1. 鍋にごま油を中火で熱し、みじん切りにしたにんにく、せん切りにしたしょうがを炒める。にんにくの香りがたったら、薄切りにした玉ねぎ、ひき肉を加えて炒める。

2. 全体に火が通ったら水を加え、あくを取りながら3分ほど煮る。

3. 細切りにしたキャベツを加えてひと煮立ちさせ、こんぶだしの素、しょうゆ、酒、塩を加えて味を調える。

4. 刻んだねぎをちらす。

FOODSTUFF MEMO

キャベツ ビタミンUが豊富で胃腸の働きを高める
抗酸化作用の強いビタミンCがたっぷり
カルシウムでイライラを解消

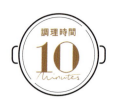

殻には疲労回復効果のある**タウリン**も豊富なので殻ごとスープに

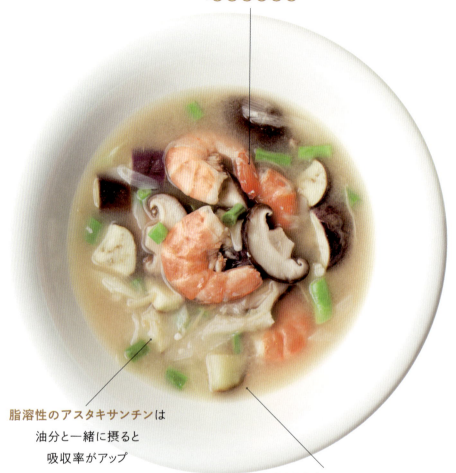

脂溶性のアスタキサンチンは油分と一緒に摂ると吸収率がアップ

イノシン酸（えび）×グルタミン酸（長ねぎ、こんぶだし）で旨みがアップ！

* SHRIMP & MUSHROOM SOUP *

PART 2 和風スープ

プリプリえびを黒酢の酸味が効いたさっぱり風味で

えびときのこの スープ

材料（3食分）

ボイルえび（殻つき）—— 200g	顆粒こんぶだしの素 —— 大さじ1
しいたけ —— 4個	塩麹 —— 大さじ2
なす —— 小2本	酒 —— 大さじ2
さやいんげん —— 100g	黒酢 —— 大さじ2
長ねぎ —— 1本	塩 —— 少々
にんにく —— 2片	ごま油 —— 大さじ1
しょうが —— 10g	水 —— 600ml

作り方

1. 鍋にごま油を中火で熱し、みじん切りにしたにんにく、せん切りにしたしょうがを炒める。にんにくの香りがたったら、斜め切りにした長ねぎを加えて炒める。

2. 全体に火が通ったら水を加え、あくを取りながら3分ほど煮る。

3. えび、細切りにしたしいたけ、1cm長さに切ったさやいんげん、角切りにしたなすを加えてひと煮立ちさせ、こんぶだしの素、塩麹、酒、黒酢、塩を加えて味を調える。

FOODSTUFF MEMO

えび 抗酸化作用の強いアスタキサンチンが豊富で**美肌**に
殻に含まれるキチン・キトサンは**肩こり、不眠を改善**
高タンパク質、低脂質

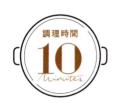

にんじんのβ-カロテンは
油分と一緒に摂ると
吸収率が高まります

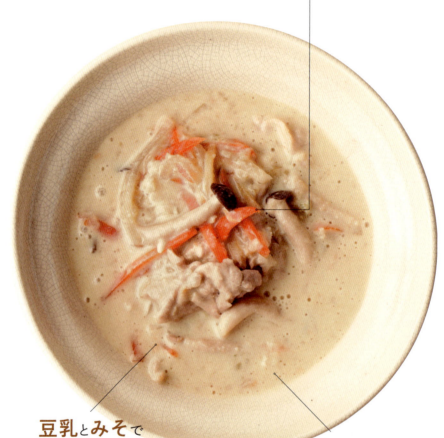

豆乳とみそで
まろやかで濃厚なスープに

イノシン酸（豚肉）×
グルタミン酸（玉ねぎ、こんぶだし）で
旨みがアップ！

・PORK & ROOT VEGETABLES SOYMILK SOUP・

PART 2　和風スープ

豆乳＋みそでコクのあるほっとする一皿に

豚肉と根菜の豆乳みそスープ

―――― 材料（3食分）――――

豚薄切り肉（赤身）―― 200g
玉ねぎ ―― 小1個
大根 ―― 150g
にんじん ―― 100g
しめじ ―― 100g
にんにく ―― 2片
しょうが ―― 10g

顆粒こんぶだしの素 ―― 大さじ1
みそ ―― 大さじ2
酒 ―― 大さじ2
塩麹 ―― 大さじ1
ごま油 ―― 大さじ1
豆乳 ―― 400ml
水 ―― 200ml

―――― 作り方 ――――

1　鍋にごま油を中火で熱し、みじん切りにしたにんにく、せん切りにしたしょうがを炒める。にんにくの香りがたったら、薄切りにした玉ねぎ、せん切りにしたにんじん、豚肉を加えて炒める。

2　全体に火が通ったら水を加え、沸騰したら細切りにした大根を加え、あくを取りながら4分ほど煮る。

3　豆乳、しめじを加えてひと煮立ちさせ、こんぶだしの素、みそ、酒、塩麹を加えて味を調える。

FOODSTUFF MEMO

大根　消化酵素アミラーゼが豊富で胃腸の調子を整える
カリウムを多く含むのでむくみスッキリ
のどの痛み、咳、痰を改善

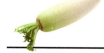

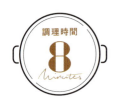

調理時間 **8** Minutes

イノシン酸（しらす）×
グルタミン酸（キャベツ、こんぶだし）で
旨みがアップ！

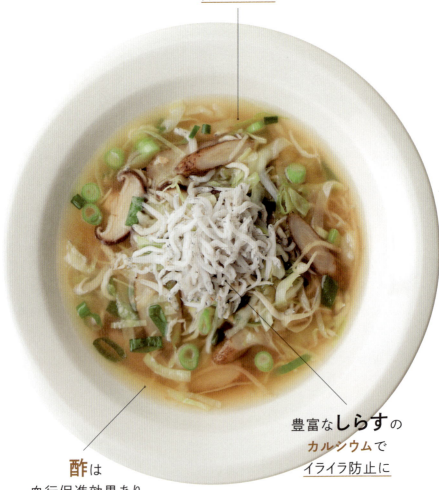

豊富な**しらす**の
カルシウムで
イライラ防止に

酢は
血行促進効果あり

SHINE & SHIITAKE MUSHROOM SOUP

PART 2 　和風スープ

ごぼうの食感としらすのタンパク質でお腹も大満足

しらすと
しいたけのスープ

―― 材料（3食分）――

しらす —— 120g
しいたけ —— 4個
ごぼう —— 100g
キャベツ —— 150g
青ねぎ —— 30g
にんにく —— 2片
しょうが —— 10g

顆粒こんぶだしの素 —— 大さじ1
しょうゆ —— 大さじ2
酒 —— 大さじ2
酢 —— 大さじ2
塩 —— 少々
ごま油 —— 大さじ1
水 —— 600ml

―― 作り方 ――

1 鍋にごま油を中火で熱し、みじん切りにしたにんにく、せん切りにしたしょうがを炒める。にんにくの香りがたったら、ささがきにしたごぼうを加えて炒める。

2 全体に火が通ったら水を加え、あくを取りながら3分ほど煮る。

3 せん切りにしたキャベツ、薄切りにしたしいたけを加えてひと煮立ちさせ、しらす、こんぶだしの素、しょうゆ、酒、酢、塩を加えて味を調える。

4 刻んだねぎをちらす。

FOODSTUFF MEMO

青ねぎ

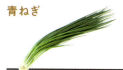

硫化アリルが血行を促進して**冷えを改善**
β-カロテンが豊富で粘膜を強化し**風邪予防**に
体を温め**胃腸の働きを整える**

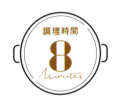

調理時間 **8** minutes

ごまの
強力な抗酸化成分・**セサミン**で
アンチエイジング

食物繊維が豊富なごまが
腸内環境を整えます

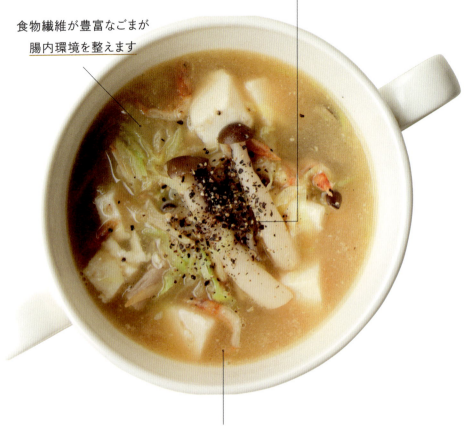

イノシン酸（えび）×
グルタミン酸（キャベツ、こんぶだし）で
旨みがアップ！

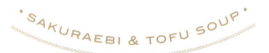

• SAKURAEBI & TOFU SOUP •

PART 2 和風スープ

干し桜えびは常備しておくと便利！

干し桜えびと豆腐のスープ

材料（3食分）

- 豆腐 —— 300g
- しめじ —— 150g
- キャベツ —— 200g
- 干し桜えび —— 8g
- にんにく —— 2片
- しょうが —— 20g
- 顆粒こんぶだしの素 —— 大さじ1
- 酒 —— 大さじ2
- 白すりごま —— 大さじ2
- しょうゆ —— 大さじ1
- 塩、ブラックペッパー —— 各少々
- ごま油 —— 大さじ1
- 水 —— 600ml

作り方

1. 鍋にごま油を中火で熱し、みじん切りにしたにんにく、せん切りにしたしょうがを炒める。
2. にんにくの香りがたってきたら水を加え、沸騰したら細切りにしたキャベツ、しめじ、干し桜えびを加えてひと煮立ちさせる。
3. 一口大に切った豆腐、こんぶだしの素、しょうゆ、酒、すりごま、塩、ブラックペッパーを加えて味を調える。

FOODSTUFF MEMO

干し桜えび

抗酸化作用のあるアスタキサンチンが豊富
アスタキサンチンで**アンチエイジング**
タウリンを多く含み**疲労回復**に

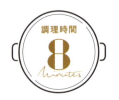

調理時間
8 Minutes

かぶの葉は
ビタミンCが豊富!

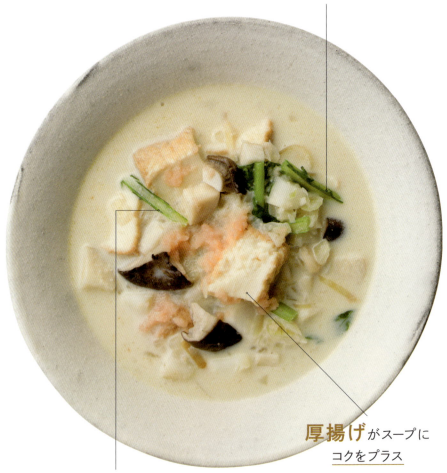

厚揚げがスープに
コクをプラス

栄養価の高いかぶは
葉も丸ごと使います

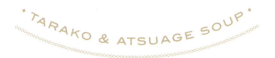

• TARAKO & ATSUAGE SOUP •

PART 2 和風スープ

かぶと厚揚げを豆乳のこっくりスープでいただきます

たらこと厚揚げのスープ

材料（3食分）

- たらこ —— 1腹
- 厚揚げ —— 300g
- 玉ねぎ —— 小1個
- かぶ —— 小2株
- エリンギ —— 100g
- にんにく —— 2片
- しょうが —— 10g
- 顆粒こんぶだしの素 —— 大さじ1
- 酒 —— 大さじ2
- 塩麹 —— 大さじ1
- 塩 —— 少々
- ごま油 —— 大さじ1
- 豆乳 —— 400ml
- 水 —— 200ml

作り方

1. 鍋にごま油を中火で熱し、みじん切りにしたにんにく、せん切りにしたしょうがを炒める。にんにくの香りがたったら、みじん切りにした玉ねぎを加えて炒める。

2. 全体に火が通ったら水を加え、沸騰したら角切りにしたかぶ、一口大に切った厚揚げ、エリンギを加えて3分ほど煮る。

3. 豆乳を加えて沸騰させないように温め、こんぶだしの素、塩麹、酒、塩、たらこを加えて味を調える。

FOODSTUFF MEMO

たらこ 若返りビタミンのビタミンEが豊富
ビタミンB1を多く含み疲労回復に
タウリンの働きで肝機能を強化

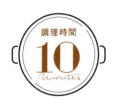

調理時間 **10** minutes

イノシン酸（牛肉）×
グルタミン酸（長ねぎ、こんぶだし）で
旨みがアップ！

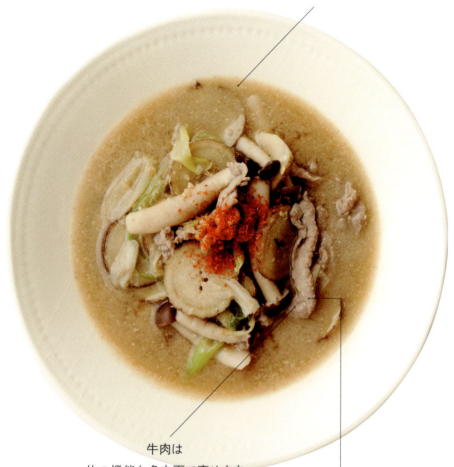

牛肉は
体の機能を多方面で高めます

牛肉は
疲労回復に効果的

· BEEF & BURDOCK SOUP ·

PART 2 和風スープ

せん切りのしょうが、輪切りのごぼうの食感がアクセント！

牛肉とごぼうのスープ

材料（3食分）

牛薄切り肉（赤身）—— 200g
ごぼう —— 200g
長ねぎ —— 1本
しめじ —— 100g
にんにく —— 2片
しょうが —— 20g

顆粒こんぶだしの素 —— 大さじ1
みそ —— 大さじ2
酒 —— 大さじ2
白すりごま —— 大さじ2
一味とうがらし（好みで）—— 適量
ごま油 —— 大さじ1
水 —— 600ml

作り方

1. 鍋にごま油を中火で熱し、みじん切りにしたにんにく、せん切りにしたしょうがを炒める。にんにくの香りがたったら、斜め切りにした長ねぎ、輪切りにしたごぼう、牛肉を加えて炒める。

2. 全体に火が通ったら水を加え、あくを取りながら3分ほど煮る。

3. しめじを加えてひと煮立ちさせ、こんぶだしの素、みそ、酒、すりごまを加えて味を調える。好みで一味とうがらしをふる。

FOODSTUFF MEMO

ごぼう

豊富な食物繊維が**腸を整える**
コレステロールの排出を促進
カリウムを多く含み**むくみ予防**に

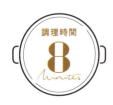

調理時間 **8** minutes

梅干しの**クエン酸**で
疲労回復

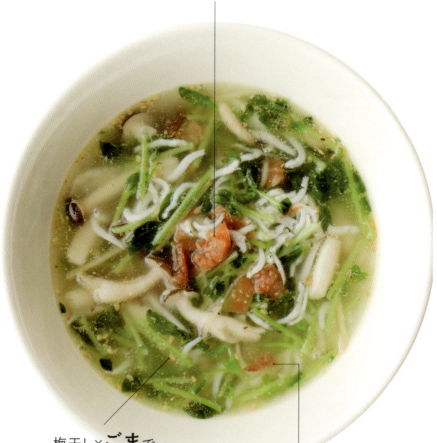

梅干し×ごまで
ふくよかな美味しさに

イノシン酸（しらす）×
グルタミン酸（こんぶだし）で
旨みがアップ！

SHINE & SALTED PLUM BEAN SEEDLINGS SOUP

PART 2 和風スープ

梅のさっぱりスープににんにくの風味がよく合う

しらすと梅の豆苗スープ

材料（3食分）

- しらす —— 120g
- 梅干し —— 4個
- しめじ —— 100g
- 豆苗 —— 1パック
- にんにく —— 2片
- しょうが —— 20g
- 顆粒こんぶだしの素 —— 大さじ1
- 酒 —— 大さじ2
- 白すりごま —— 大さじ2
- 塩 —— 少々
- ごま油 —— 大さじ1
- 水 —— 600ml

作り方

1. 鍋にごま油を中火で熱し、みじん切りにしたにんにく、せん切りにしたしょうがを炒める。
2. 全体に火が通ったら水を加え、沸騰したらしめじ、豆苗を加えてひと煮立ちさせる。
3. しらす、たたいた梅干し、こんぶだしの素、酒、すりごま、塩を加えて味を調える。

FOODSTUFF MEMO

豆苗 栄養価の高さは野菜の中でトップクラス
β-カロテンが豊富で活性酸素を除去
β-カロテンの働きで免疫力アップ

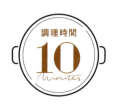

調理時間
10 minutes

酵素たっぷりの
塩麹は
最後に加えて

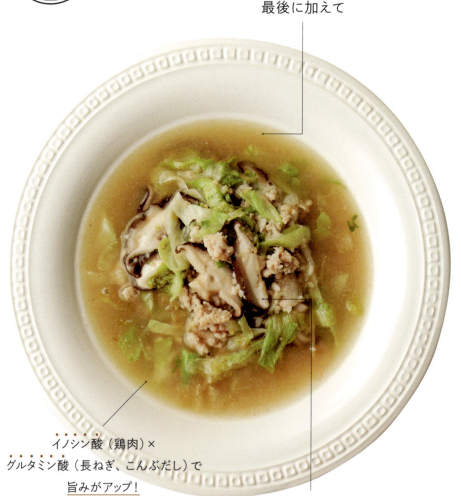

イノシン酸（鶏肉）×
グルタミン酸（長ねぎ、こんぶだし）で
旨みがアップ！

しいたけは
低カロリーでミネラルが豊富

MINCED MEAT & LETTUCE SOUP

PART 2　和風スープ

レタスのシャキシャキした食感を楽しんで

鶏ひき肉と
レタスのスープ

材料（3食分）

鶏ひき肉 —— 200g
レタス —— 小1個
長ねぎ —— 1本
しいたけ —— 4個
にんにく —— 2片
しょうが —— 20g

顆粒こんぶだしの素 —— 大さじ1
酒 —— 大さじ2
白すりごま —— 大さじ2
塩麹 —— 大さじ1
塩 —— 少々
ごま油 —— 大さじ1
水 —— 500ml

作り方

1　鍋にごま油を中火で熱し、みじん切りにしたにんにく、せん切りにしたしょうがを炒める。にんにくの香りがたったら、斜め切りにした長ねぎ、ひき肉を加えて炒める。

2　全体に火が通ったら水を加え、あくを取りながら3分ほど煮る。

3　細切りにしたレタス、細切りにしたしいたけを加えてひと煮立ちさせ、こんぶだしの素、塩麹、酒、すりごま、塩を加えて味を調える。

FOODSTUFF MEMO

鶏肉 消化吸収のよい**上質なタンパク質が豊富**
コラーゲンで肌に**ハリ、弾力、ツヤ**を
メチオニンの働きで**肝臓の機能を高める**

Soup Column 3

ポタージュは、
牛乳ではなく豆乳をかしこく使う

タンパク質が豊富で美容効果の高いイソフラボンやペプチドなどを含む豆乳。ビタミンB群の働きで代謝アップが期待できます。また栄養価が高く低カロリー、スープに入れるとクリーミーな味わいになり、腹持ちも美味しさも格段にアップ！

PART 3

魔法の
ポタージュ

色味がきれいで目でも楽しめる
ポタージュは、とにかく簡単！
たっぷりの具材が合わさって
栄養も腹持ちも抜群。

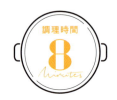

枝豆は
大豆と緑黄色野菜どちらの
栄養も持つスーパー野菜

エクストラバージンオリーブオイルで
アンチエイジング

カッテージチーズは
高タンパク質・低脂肪

* LETTUCE & EDAMAME LEMON POTAGE *

PART 3 ポタージュ

チーズのコクとレモンの爽やかな香りがおいしい

レタスと枝豆の
レモンポタージュ

―――― 材料（3食分）――――

レタス ―― 1個
枝豆（冷凍）―― さやつきで200g
玉ねぎ ―― 小1個
レモン ―― 1/2個
にんにく ―― 2片
カッテージチーズ ―― 100g

固形コンソメスープの素 ―― 2個
塩、ブラックペッパー ―― 各少々
エクストラバージンオリーブオイル
―― 大さじ1
豆乳 ―― 400ml
水 ―― 100ml

―――― 作り方 ――――

1. 玉ねぎ、にんにくは適当な大きさに切り、電子レンジ（500W）で3分加熱する。枝豆は解凍する。

2. 1、レタス、豆乳、水、固形コンソメスープの素をミキサーに入れ、なめらかになるまでかくはんする。

3. 2を鍋に移し、沸騰させないように中火で2分ほど温める。エクストラバージンオリーブオイルを加えて塩で味を調える。

4. カッテージチーズを加え、レモン汁を搾り、ブラックペッパーをふる。

FOODSTUFF MEMO

レタス
低カロリーで**ダイエットの味方**
ビタミン、**ミネラル**をバランスよく含む
利尿効果が高く**むくみスッキリ**

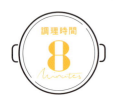

調理時間
8 minutes

コーンには
食物繊維がたっぷり

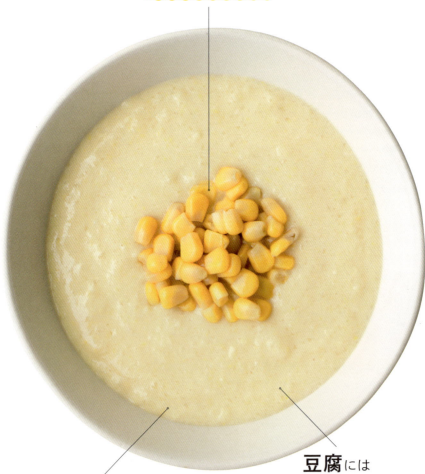

エクストラバージンオリーブオイルで
悪玉コレステロールを低下

豆腐には
良質なタンパク質が豊富

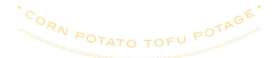

CORN POTATO TOFU POTAGE

PART 3 ポタージュ

コーンの甘みと豆腐がまろやかでおいしい

コーンポテト豆腐ポタージュ

材料（3食分）

じゃがいも —— 200g
豆腐 —— 300g
コーン缶 —— 200g
にんにく —— 2片
固形コンソメスープの素 —— 2個
塩 —— 少々
エクストラバージンオリーブオイル
　　—— 大さじ1
水 —— 600ml

作り方

1. じゃがいも、にんにくは適当な大きさに切り、電子レンジ（500W）で3分加熱する。

2. 1、豆腐、コーン、水、固形コンソメスープの素をミキサーに入れ、なめらかになるまでかくはんする。

3. 2を鍋に移し、沸騰させないように中火で4分ほど温め、エクストラバージンオリーブオイルを加え、塩で味を調える。コーンをのせる。

FOODSTUFF MEMO

じゃがいも 熱に強いビタミンCが豊富で美肌に
カリウムを多く含みむくみに効果的
消化不良や胃痛の改善に

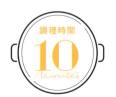

調理時間
10 minutes

かぼちゃの
β-カロテンで風邪予防

ミックスビーンズの
豊富な食物繊維で
美腸に

エクストラバージンオリーブオイルには
嬉しいダイエット効果が

* PUMPKIN CHEESE POTAGE *

PART 3 ポタージュ

かぼちゃの自然な甘みを味わって

かぼちゃ
チーズポタージュ

材料（3食分）

かぼちゃ —— 250g
ミックスビーンズ —— 150g
玉ねぎ —— 小1個
にんにく —— 2片

固形コンソメスープの素 —— 2個
パルメザンチーズ —— 大さじ4
塩、ブラックペッパー —— 各少々
エクストラバージンオリーブオイル
　—— 大さじ1
豆乳 —— 400ml
水 —— 200ml

作り方

1　かぼちゃ、玉ねぎ、にんにくは適当な大きさに切り、電子レンジ（500W）で4分加熱する。

2　1、ミックスビーンズ、豆乳、水、固形コンソメスープの素をミキサーに入れ、なめらかになるまでかくはんする。

3　2を鍋に移し、沸騰させないように中火で3分ほど温め、パルメザンチーズ、エクストラバージンオリーブオイルを加えて塩で味を調える。

4　ブラックペッパー、パルメザンチーズをふる。

FOODSTUFF MEMO

豆乳 　大豆イソフラボンは美肌効果あり
　　　サポニンがコレステロール値を下げ血流を改善
　　　レシチンが脂肪代謝を促進

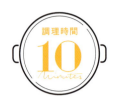

調理時間
10
minutes

パセリの栄養価は
野菜の中でトップクラス

にんにくの
アリシンで疲労回復

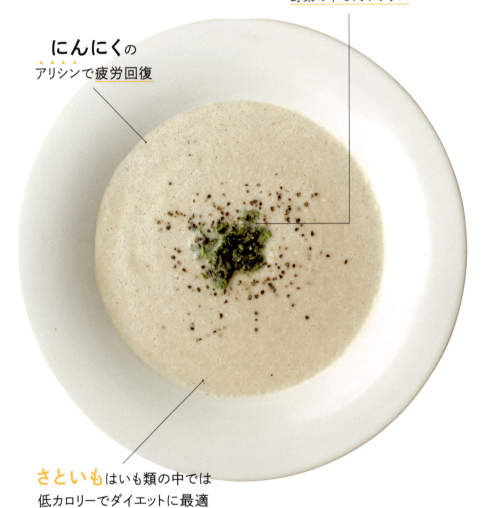

さといもはいも類の中では
低カロリーでダイエットに最適

MACKEREL SATOIMO POTAGE

PART 3 ポタージュ

さばをさといもで濃厚&クリーミーに！

さば缶とさといもの ポタージュ

材料（3食分）

さば水煮缶 ── 1缶
さといも（冷凍）── 10個
玉ねぎ ── 小1個
にんにく ── 2片
パセリ ── 10g

顆粒こんぶだしの素 ── 大さじ1
塩麹 ── 大さじ1
塩、ブラックペッパー ── 各少々
ごま油 ── 大さじ1
豆乳 ── 400ml
水 ── 200ml

作り方

1　さといもは電子レンジ（500W）で4分加熱する。

2　鍋にごま油を中火で熱し、みじん切りにしたにんにくを炒める。にんにくの香りがたったら、みじん切りにした玉ねぎ、さば缶（汁ごと）を加えて炒める。

3　1、2、パセリ、豆乳、水をミキサーに入れ、なめらかになるまでかくはんする。

4　3を鍋に移し、沸騰させないように中火で3分ほど温め、こんぶだしの素、塩麹、塩を加えて味を調える。パセリ、ブラックペッパーをちらす。

FOODSTUFF MEMO

さといも ぬめり成分ルチンが**コレステロール値を下げる**
ぬめり成分ガラクタンが**免疫力を向上**
カリウムが豊富で**むくみを解消**

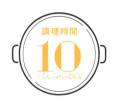

調理時間 10 minutes

じゃがいもの
ビタミンCは熱に強い

長ねぎの
β-カロテンで風邪予防

じゃがいも×豆腐で
クリーミーなスープに

* POTATO TOFU POTAGE *

PART 3　ポタージュ

ストレス緩和効果のあるじゃがいもにほっこり

じゃがいもと豆腐のポタージュ

材料（3食分）

じゃがいも —— 小2個
木綿豆腐 —— 300g
長ねぎ —— 1本
にんにく —— 2片

顆粒こんぶだしの素 —— 大さじ1
塩麹 —— 大さじ2
塩、ブラックペッパー —— 各少々
ごま油 —— 大さじ1
水 —— 600ml

作り方

1　じゃがいも、長ねぎ、にんにくは適当な大きさに切り、電子レンジ（500W）で4分加熱する。

2　1、豆腐、水をミキサーに入れ、なめらかになるまでかくはんする。

3　2を鍋に移し、沸騰させないように中火で4分ほど温め、こんぶだしの素、塩麹、塩、ごま油を加えて味を調える。

4　ブラックペッパーをふる。

FOODSTUFF MEMO

塩麹　　乳酸菌が豊富で**腸内環境を改善**
　　　　ビタミンB群が**代謝を促進**
　　　　GABAの働きで**ストレス緩和、疲労回復**

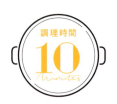

枝豆は
カリウムたっぷりで
むくみをスッキリ

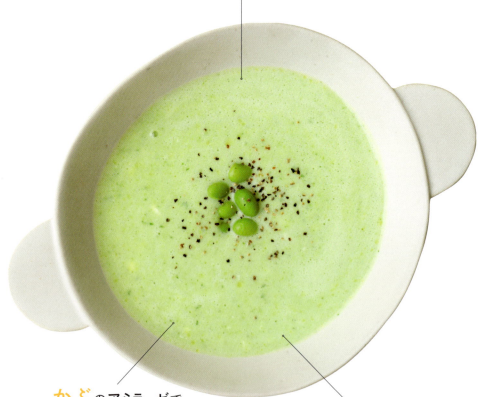

かぶの**アミラーゼ**で
消化を促進

クリームチーズで
コクをプラス

* TURNIP & EDAMAME POTAGE *

PART 3 ポタージュ

上品な甘みがさっぱりスープ

かぶと枝豆の
ポタージュ

材料（3食分）

かぶ —— 小2株
枝豆（冷凍） —— さやつきで300g
クリームチーズ —— 50g
にんにく —— 2片

固形コンソメスープの素 —— 2個
塩、ブラックペッパー —— 各少々
エクストラバージンオリーブオイル
　 —— 大さじ1
豆乳 —— 400ml
水 —— 200ml

作り方

1　かぶ（葉ごと）、にんにくは適当な大きさに切り、枝豆はさやから出す。電子レンジ（500W）で3分加熱する。

2　1、豆乳、水、固形コンソメスープの素をミキサーに入れ、なめらかになるまでかくはんする。

3　2を鍋に移し、沸騰させないように中火で3分ほど温め、クリームチーズ、エクストラバージンオリーブオイル、塩を加えて味を調える。

4　ブラックペッパーをふる。

FOODSTUFF MEMO

枝豆 ビタミンB1が豊富で疲労回復に
メチオニンを多く含み肝機能をサポート
鉄分が豊富で貧血予防に

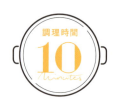

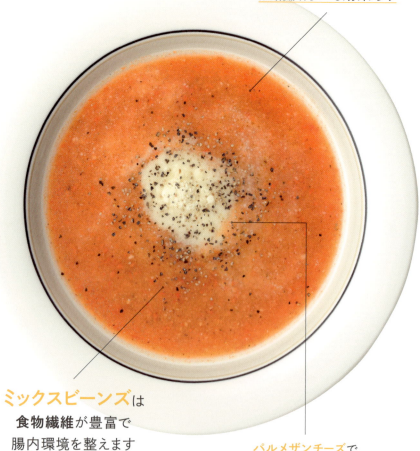

パプリカの
β-カロテンは
眼精疲労にも効果あり

ミックスビーンズは
食物繊維が豊富で
腸内環境を整えます

パルメザンチーズで
旨みとコクがアップ！

* TOMATO & CHEESE POTAGE *

PART 3 ポタージュ

にんにくのパンチとトマトのうまみが好相性

トマトとチーズのポタージュ

材料（3食分）

- ミニトマト —— 20個
- パプリカ —— 1個
- ミックスビーンズ —— 150g
- パルメザンチーズ —— 大さじ4
- にんにく —— 2片
- 固形コンソメスープの素 —— 2個
- 塩、ブラックペッパー —— 各少々
- エクストラバージンオリーブオイル —— 大さじ1
- 豆乳 —— 400ml
- 水 —— 200ml

作り方

1. ミニトマト、パプリカは適当な大きさに切り、にんにく、ミックスビーンズ、豆乳、水、固形コンソメスープの素とともにミキサーに入れ、なめらかになるまでかくはんする。

2. 1を鍋に移し、沸騰させないように中火で4分ほど温め、パルメザンチーズ、エクストラバージンオリーブオイル、塩を加えて味を調える。

3. ブラックペッパーをふる。

FOODSTUFF MEMO

ミックスビーンズ

赤いんげん豆のアントシアニンで**アンチエイジング**
青いんげん豆のビタミンB₁が**糖質の代謝をサポート**
ひよこ豆のビタミンB₆が**代謝を促進**

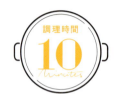

さやいんげんは
必須アミノ酸9種類を
すべて含むスーパー野菜

チーズの
タンパク質をプラスして

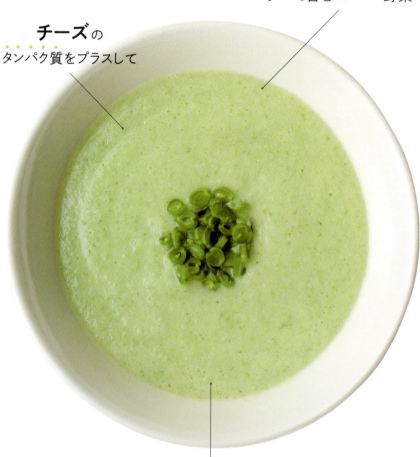

必須アミノ酸は
体内で作れないので、
必ず食べ物からの摂取が必要です

GREEN BEANS & COTTAGE CHEESE SOYMILK POTAGE

PART 3 ポタージュ

上品な色あいでなめらかな舌ざわり

さやいんげんと
カッテージチーズの豆乳ポタージュ

材料（3食分）

- さやいんげん —— 200g
- 玉ねぎ —— 1個
- しめじ —— 100g
- にんにく —— 2片
- カッテージチーズ —— 100g
- 固形コンソメスープの素 —— 2個
- エクストラバージンオリーブオイル —— 大さじ1
- 豆乳 —— 400ml
- 水 —— 100ml

作り方

1. 適当な大きさに切ったさやいんげん、玉ねぎ、しめじ、にんにくは、電子レンジ（500W）で4分加熱する。

2. 1、豆乳、水、固形コンソメスープの素をミキサーに入れ、なめらかになるまでかくはんする。

3. 2を鍋に移し、沸騰させないように中火で3分ほど温め、エクストラバージンオリーブオイル、カッテージチーズを入れる。

FOODSTUFF MEMO

さやいんげん　必須アミノ酸9種類をすべて含む
アスパラギン酸が豊富で疲労回復に
カリウムがたっぷりでむくみに効果あり

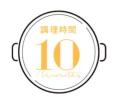

調理時間
10 Minutes

セロリの香りで
ストレスを緩和

豆乳のイソフラボンで
美肌に

ごぼうで
風邪の予防に

BURDOCK ROOT & SHIMEJI MUSHROOM POTAGE

PART 3 ポタージュ

セロリ、にんにくが効きつつチーズでまろやかに

ごぼうとしめじの
ポタージュ

材料（3食分）

ごぼう —— 250g
セロリ —— 1本
ミックスビーンズ —— 100g
しめじ —— 100g
カッテージチーズ —— 100g
にんにく —— 2片

固形コンソメスープの素 —— 2個
塩 —— 少々
エクストラバージンオリーブオイル
　—— 大さじ1
豆乳 —— 400ml
水 —— 200ml

作り方

1　薄切りにしたごぼうを電子レンジ（500W）で2分加熱する。

2　1に適当な大きさに切ったセロリ、しめじ、にんにくを加え、もう一度電子レンジに戻し、さらに2分加熱する。

3　2、ミックスビーンズ、豆乳、水、固形コンソメスープの素をミキサーに入れ、なめらかになるまでかくはんする。

4　3を鍋に移し、沸騰させないように中火で2分ほど温め、エクストラバージンオリーブオイル、塩で味を調えてカッテージチーズを加える。

FOODSTUFF MEMO

しめじ 豊富な食物繊維で腸がスッキリ
必須アミノ酸のひとつであるリジンで疲労回復
グアニル酸が血中コレステロールを下げる

Soup Column 4

カレー粉のうれしい効果と
カレールウとの違い

カレー粉は、脂肪分解効果が期待できるターメリックや唐辛子、血行促進効果のあるガラムマサラ、便秘改善に効果のあるクミンやナツメグなど、ダイエット中にうれしいスパイスがブレンドされています。またそれらは体を温めてくれるので代謝もアップ。
カレー粉とカレールウは同じ？ と考える方もいるかもしれませんが、別物です。
カレールウにはカレー粉以外にも、だし成分＋油や塩＋つなぎになる小麦粉が含まれており、糖質も高め。ダイエット効果を期待するなら、カレー粉を使いましょう。

PART 4

魔法の
アジアンエスニック
スープ

きのこ類、魚介類などのうまみと
オイスターソースやナンプラーなどの
うまみがかけ合わさって
やみつきになる一品に。

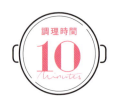

調理時間 10 minutes

もやしは
シャキシャキ感を残して

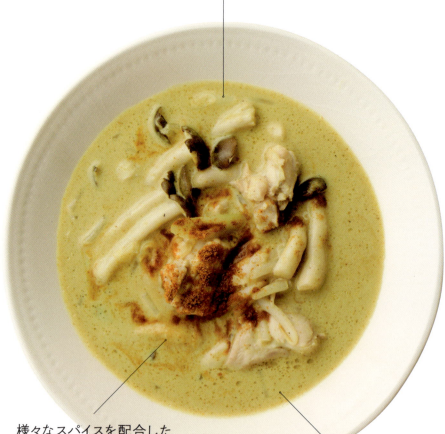

様々なスパイスを配合した
カレー粉には強力な
抗酸化作用あり

イノシン酸（鶏肉）×
グルタミン酸（長ねぎ）で
旨みがアップ！

· CHICKEN COCONUT CURRY SOUP ·

PART 4 アジアンエスニックスープ

ナンプラーで風味やコク、旨みをアップ

チキンココナッツ カレースープ

材料（3食分）

鶏肉 —— 200g
しめじ —— 150g
もやし —— 100g
長ねぎ —— 1本
にんにく —— 2片

固形コンソメスープの素 —— 2個
カレー粉 —— 大さじ2
ナンプラー —— 大さじ2
オリーブオイル —— 大さじ1
ココナッツミルク —— 400ml
水 —— 200ml

作り方

1. 鍋にオリーブオイルを中火で熱し、みじん切りにしたにんにくを炒める。にんにくの香りがたったら、斜め切りにした長ねぎ、食べやすい大きさに切った鶏肉の順に炒める。

2. 全体に火が通ったら水を加え、ひと煮立ちしたらココナッツミルク、固形コンソメスープの素を加え、4分ほど煮る。

3. しめじ、1cm長さに切ったもやしを加えてひと煮立ちさせ、カレー粉、ナンプラーを加えて味を調える。

FOODSTUFF MEMO

ココナッツミルク ラウリン酸を多く含み**ダイエットに効果的**
マグネシウム、**マンガン**、**鉄分**などミネラルが豊富で体のバランスを整える
利尿効果のあるカリウムが豊富で**むくみを予防**

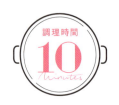

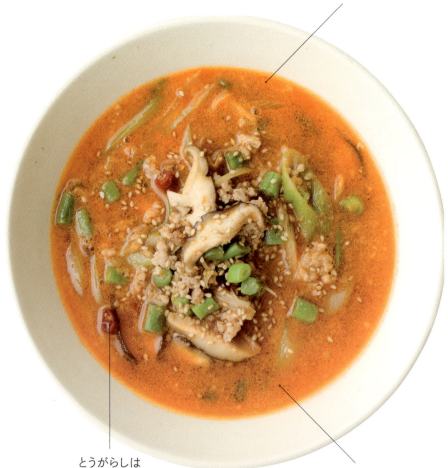

イノシン酸（豚肉）×
グルタミン酸（長ねぎ）で
旨みがアップ！

とうがらしは
体を一気に温めます

とうがらしの
カプサイシンには
発汗作用あり

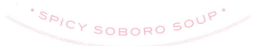

PART 4 アジアンエスニックスープ

ピリッとした辛さがくせになるおいしさ

スパイシー そぼろスープ

材料（3食分）

- 豚ひき肉 —— 200g
- 長ねぎ —— 1本
- しいたけ —— 4個
- さやいんげん —— 100g
- にんにく —— 2片
- しょうが —— 20g
- 赤とうがらし —— 3本
- 鶏ガラスープの素 —— 大さじ2
- 白すりごま —— 大さじ4
- コチュジャン —— 大さじ2
- 酒 —— 大さじ2
- 塩 —— 少々
- ごま油 —— 大さじ1
- 水 —— 600ml

作り方

1. 鍋にごま油を中火で熱し、みじん切りにしたにんにく、せん切りにしたしょうが、輪切りにした赤とうがらしを炒める。にんにくの香りがたったら、斜め切りにした長ねぎ、ひき肉を加えて炒める。

2. 全体に火が通ったら水を加え、あくを取りながら3分ほど煮る。

3. 1cm長さに切ったさやいんげん、薄切りにしたしいたけを加えてひと煮立ちさせ、鶏ガラスープの素、コチュジャン、すりごま、酒、塩を加えて味を調える。

FOODSTUFF MEMO

豚肉
ビタミンB1が豊富で疲労回復に効果的
各ビタミン、ミネラルが豊富で体のバランスを整える
必須アミノ酸ロイシンが基礎代謝をアップさせる

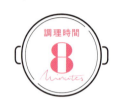

調理時間 **8** Minutes

豆腐の**大豆オリゴ糖**と
ごま油を合わせることで、
便秘を改善

グアニル酸（えのきだけ）×
グルタミン酸（長ねぎ）で
旨みがアップ！

アミノ酸が豊富な
黒酢は美肌、疲労回復、
アンチエイジングに

TOFU & ENOKI MUSHROOM BLACK VINEGAR SOUP

PART 4 アジアンエスニックスープ

まろやかな酸味とえのきの旨みが広がります

豆腐とえのきの黒酢スープ

材料（3食分）

- 木綿豆腐 —— 300g
- 長ねぎ —— 1本
- えのきだけ —— 100g
- にんにく —— 2片
- しょうが —— 20g
- 鶏ガラスープの素 —— 大さじ2
- ナンプラー —— 大さじ2
- 黒酢 —— 大さじ2
- 酒 —— 大さじ2
- 白すりごま —— 大さじ2
- ごま油 —— 大さじ1
- 水 —— 600ml

作り方

1. 鍋にごま油を中火で熱し、みじん切りにしたにんにく、せん切りにしたしょうがを炒める。にんにくの香りがたったら、斜め切りにした長ねぎを加えて炒める。

2. 全体に火が通ったら水を加え、ひと煮立ちしたら一口大に切った豆腐、えのきだけを加えて3分ほど煮る。

3. 鶏ガラスープの素、ナンプラー、黒酢、酒、すりごまを加えて味を調える。

FOODSTUFF MEMO

豆腐

- レシチンの働きで**脂肪代謝を高める**
- リノール酸の働きで**コレステロール値を下げる**
- 大豆オリゴ糖の働きで**便通を改善**

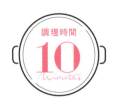

調理時間 **10** minutes

牛肉は
にんにくと合わせて
疲労回復効果をアップ

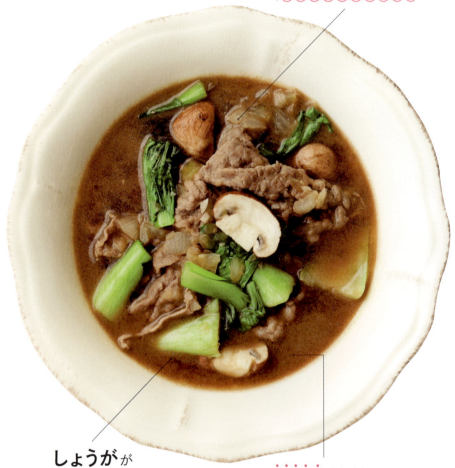

しょうがが
体を温め冷えを解消

イノシン酸（牛肉）×
グルタミン酸（玉ねぎ）を合わせて
旨みがアップ！

* BEEF & OYSTER SAUCE SOUP *

PART 4 アジアンエスニックスープ

オイスターソースと塩麹で深みのあるスープに

牛肉の
オイスターソーススープ

材料（3食分）

- 牛薄切り肉（赤身）—— 200g
- 玉ねぎ —— 小1個
- マッシュルーム —— 150g
- チンゲン菜 —— 150g
- にんにく —— 2片
- しょうが —— 10g
- 鶏ガラスープの素 —— 大さじ2
- オイスターソース —— 大さじ2
- 酒 —— 大さじ2
- 塩麹 —— 大さじ1
- 塩 —— 少々
- ごま油 —— 大さじ1
- 水 —— 600ml

作り方

1 鍋にごま油を中火で熱し、みじん切りにしたにんにく、せん切りにしたしょうがを炒める。にんにくの香りがたったら、薄切りにした玉ねぎ、牛肉の順に炒める。

2 全体に火が通ったら水を加え、あくを取りながら4分ほど煮る。

3 半分に切ったマッシュルーム、一口大に切ったチンゲン菜を加えてひと煮立ちさせ、鶏ガラスープの素、オイスターソース、酒、塩麹、塩を加えて味を調える。

FOODSTUFF MEMO

牛肉

脂肪燃焼効果のあるL-カルニチンが豊富
必須アミノ酸をバランスよく含む
ヘム鉄が豊富で貧血予防に

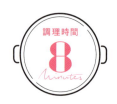

調理時間 **8** Minutes

トマトのビタミンC、
しめじの**食物繊維**をプラスして
<u>完全栄養食</u>に

しめじのβ-グルカンは
免疫力を高めてくれます

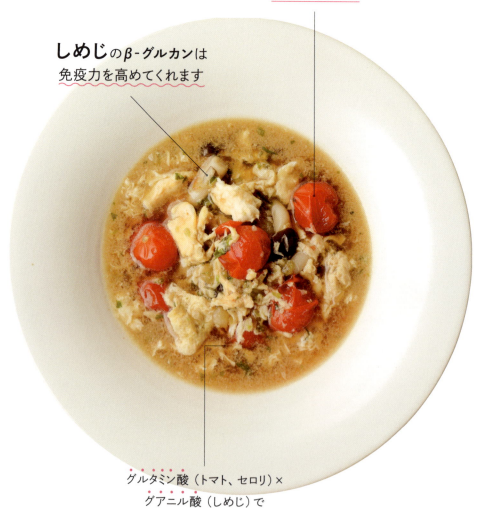

グルタミン酸（トマト、セロリ）×
グアニル酸（しめじ）で
<u>旨みがアップ</u>！

· FLUFFY EGG & TOMATO SOUP ·

PART 4 アジアンエスニックスープ

さわやかなトマトの酸味と卵のやさしい味わい

ふんわり卵とトマトのスープ

材料（3食分）

- 卵 —— 4個
- ミニトマト —— 20個
- セロリ —— 1本
- しめじ —— 150g
- にんにく —— 2片
- 鶏ガラスープの素 —— 大さじ2
- オイスターソース —— 大さじ2
- 酒 —— 大さじ2
- 酢 —— 大さじ2
- 塩 —— 少々
- ごま油 —— 大さじ1
- 水 —— 600ml

作り方

1. 鍋にごま油を中火で熱し、みじん切りにしたにんにくを炒める。にんにくの香りがたったら、みじん切りにしたセロリ、ミニトマトの順に加えて炒める。

2. 全体に火が通ったら水を加え、ひと煮立ちしたら鶏ガラスープの素、オイスターソース、酒、酢、塩を加えて4分ほど煮る。

3. しめじ、溶き卵を加え、ひと煮立ちさせる。

FOODSTUFF MEMO

卵　ビタミンCと食物繊維以外の栄養素をすべて含むほぼ完全栄養食品
ビタミン＆ミネラルが豊富で体のバランスを整える
レシチンの働きで悪玉コレステロールを低下させる

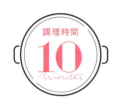

調理時間 10 minutes

イノシン酸（豚肉）×
グルタミン酸（玉ねぎ、セロリ）で
旨みがアップ！

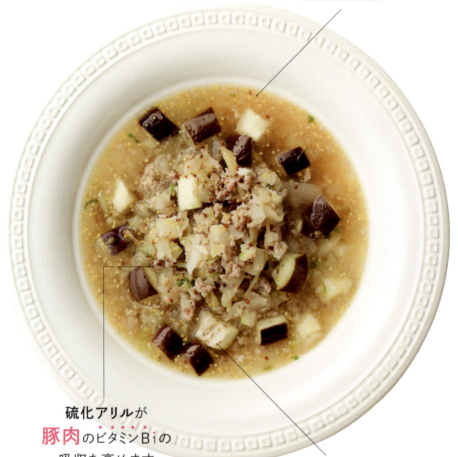

硫化アリルが
豚肉のビタミンB₁の
吸収を高めます

セロリは
葉の部分が栄養価が高いので
葉ごと使って

* PORK MUSTARD SOUP *

PART 4　アジアンエスニックスープ

粒マスタードの酸味で大人のスープ

ポークマスタードスープ

材料（3食分）

豚ひき肉（赤身） —— 200g
玉ねぎ —— 小1個
セロリ —— 1本
なす —— 小2本
にんにく —— 2片
しょうが —— 20g

固形コンソメスープの素 —— 2個
ナンプラー —— 大さじ2
粒マスタード —— 大さじ2
酒 —— 大さじ2
ごま油 —— 大さじ1
水 —— 600ml

作り方

1. 鍋にごま油を中火で熱し、みじん切りにしたにんにく、せん切りにしたしょうがを炒める。にんにくの香りがたったら、みじん切りにした玉ねぎ、セロリ、ひき肉の順に炒める。

2. 全体に火が通ったら水を加え、ひと煮立ちしたら角切りにしたなすを加えて3分ほど煮る。

3. 固形コンソメスープの素、ナンプラー、粒マスタード、酒を加えて味を調える。

FOODSTUFF MEMO

玉ねぎ

硫化アリルの働きで血液サラサラに
硫化アリルは疲労回復にも
胃の働きを助けて消化促進

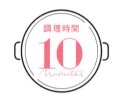

調理時間 10 minutes

キムチは
炒めるとコクが出ます

キムチと**コチュジャン**で
簡単に韓国風スープに

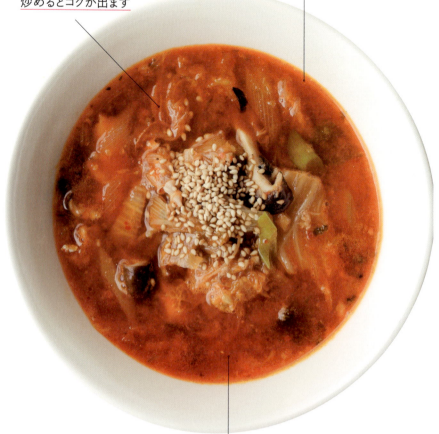

イノシン酸（さば）×
グルタミン酸（長ねぎ）で
旨みがアップ！

MACKEREL & KIMCHI KOREAN STYLE SOUP

PART 4 アジアンエスニックスープ

コチュジャンで辛みの中にもコクをプラス

さば缶とキムチの韓国風スープ

材料（3食分）

さば水煮缶（汁ごと）── 1缶	顆粒こんぶだしの素 ── 大さじ1
白菜キムチ ── 150g	コチュジャン ── 大さじ1
長ねぎ ── 100g	酒 ── 大さじ2
エリンギ ── 100g	白いりごま（あれば）── 適量
にんにく ── 2片	ごま油 ── 大さじ1
しょうが ── 20g	水 ── 500ml

作り方

1. 鍋にごま油を中火で熱し、みじん切りにしたにんにく、せん切りにしたしょうがを炒める。にんにくの香りがたったら、キムチ、斜め切りにした長ねぎ、さば缶（汁ごと）を加えて炒める。

2. 全体に火が通ったら水を加え、3分ほど煮る。

3. 6〜8等分にしたエリンギを加え、こんぶだしの素、コチュジャン、酒を加えて味を調える。あれば白いりごまをふる。

FOODSTUFF MEMO

さば
DHA、EPAが豊富で中性脂肪を減らす
DHA、EPAが血管の老化を防ぎ血液をサラサラに
豊富に含まれるビタミンB12が貧血を改善

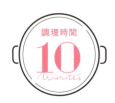

イノシン酸（ツナ）×
グルタミン酸（玉ねぎ）で
旨みがアップ！

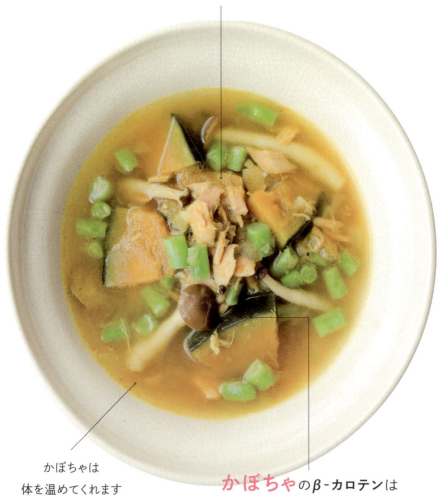

かぼちゃは
体を温めてくれます

かぼちゃのβ-カロテンは
皮に多く含まれるので
皮ごと使って

· PUMPKIN & TUNA CURRY SOUP ·

PART 4 アジアンエスニックスープ

スパイシーなカレーもかぼちゃの甘みでまろやかに

かぼちゃとツナの
カレースープ

材料（3食分）

- かぼちゃ —— 250g
- ツナ缶（ノンオイル・汁ごと）—— 2缶
- 玉ねぎ —— 小1個
- さやいんげん —— 100g
- しめじ —— 100g
- にんにく —— 2片
- 固形コンソメスープの素 —— 2個
- カレー粉 —— 大さじ2
- ナンプラー —— 大さじ2
- 酒 —— 大さじ2
- ごま油 —— 大さじ1
- 水 —— 600ml

作り方

1. かぼちゃは一口大に切って電子レンジ（500W）で3分加熱する。

2. 鍋にごま油を中火で熱し、みじん切りにしたにんにくを炒める。にんにくの香りがたったら、玉ねぎのみじん切りを加えて炒める。

3. 全体に火が通ったら水を加え、ひと煮立ちしたら1のかぼちゃ、ツナ缶、1cm長さに切ったさやいんげん、しめじを加えて3分ほど煮る。

4. 固形コンソメスープの素、カレー粉、ナンプラー、酒を加えて味を調える。

FOODSTUFF MEMO

かぼちゃ

β-カロテンが豊富で風邪を予防
ビタミンC、ビタミンE、β-カロテンで美肌に
利尿効果のあるカリウムが豊富でむくみを予防

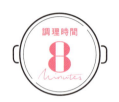

調理時間
8 Minutes

ほたては旨み成分の
グルタミン酸、
グリシンも豊富

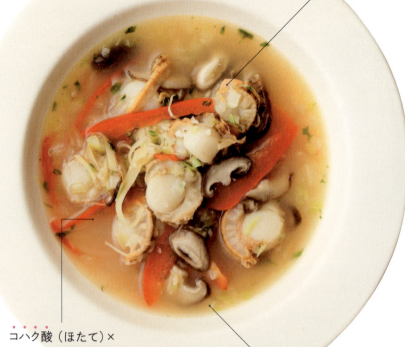

コハク酸（ほたて）×
グルタミン酸（セロリ）で
旨みがアップ！

セロリの香りには
リラックス効果あり

* SCALLOPS PONZU SOUP *

PART 4　アジアンエスニックスープ

ほたてとしいたけの旨みが酸味との相性バツグン

ほたての
ポン酢スープ

材料（3食分）

- ボイルほたて —— 200g
- セロリ —— 1本
- しいたけ —— 4個
- 赤パプリカ —— 1個
- にんにく —— 2片
- しょうが —— 20g

- 鶏ガラスープの素 —— 大さじ2
- ポン酢 —— 大さじ3
- 酒 —— 大さじ2
- ごま油 —— 大さじ1
- 水 —— 600ml

作り方

1. 鍋にごま油を中火で熱し、みじん切りにしたにんにく、せん切りにしたしょうがを炒める。にんにくの香りがたったら、みじん切りにしたセロリ、せん切りにしたパプリカ、ほたてを加えて炒める。

2. 全体に火が通ったら水を加え、3分ほど煮る。

3. 薄切りにしたしいたけを加えてひと煮立ちさせる。

4. 鶏ガラスープの素、ポン酢、酒を加えて味を調える。

FOODSTUFF MEMO

ほたて タウリンを豊富に含み疲労回復に
タウリンが悪玉コレステロールを減らす
タウリンの含有量は魚介類トップクラス

Soup Column 5

Atsushi's 美腸スープは "2種類の食物繊維"
"乳酸菌" "オリゴ糖" "マグネシウム" で最強の美腸に!

腸内環境を整えるために欠かせない栄養素を意識しながら、
食材の組み合わせなども考えたので食べてきれいになること間違いなし!

2種類をバランスよく摂取して便通を改善　食物繊維

腸を刺激して、水分を含んで便のかさを増やす不溶性食物繊維
いんげん／パセリ／大豆／枝豆／さつまいも／オクラ／ミックスビーンズ
エリンギ／しいたけ／しめじ／とうがらし／コーン／ごま／松の実
にら／ごぼう／かぼちゃ／ブロッコリー／バジル／切り干し大根
アボカド／レモン（皮ごと）／カレー粉／みそ／豆板醬

便を柔らかくする水溶性食物繊維
ごぼう／レモン／梅干し／にんにく／とうがらし／わかめ／こんぶ／のり／ひじき

善玉菌を増やし、腸内環境を整える発酵食品　乳酸菌

チーズ／みそ／塩麹／キムチ／しょうゆ／みりん／納豆／ナンプラー

消化されず大腸に届き、善玉菌を増やす　オリゴ糖

豆乳／玉ねぎ／キャベツ／ごぼう／アスパラガス／にんにく

腸の動きを良くする　マグネシウム

干しえび／ごま

PART 5

魔法の
美腸スープ

腸内環境を整える為に大切な、
食物繊維、乳酸菌、オリゴ糖、マグネシウムを
バランスよく取り入れた
スープが盛りだくさん。

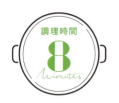

調理時間 **8** Minutes

トマトは
胃の働きを正常にして
<u>消化を促進</u>

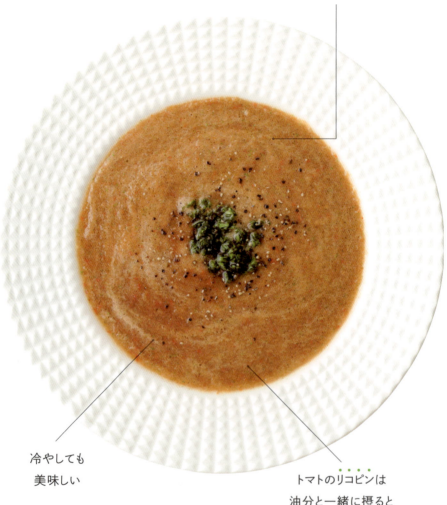

冷やしても
美味しい

トマトのリコピンは
<u>油分と一緒に摂ると</u>
<u>吸収率がアップ</u>

・ HOT GAZPACHO SOUP ・

PART 5 美腸スープ

ビタミンカラーの野菜で元気いっぱいに

ホットガスパチョ

材料（3食分）

ミニトマト ── 20個
パプリカ ── 1個
セロリ ── 1本
玉ねぎ ── 1個
にんにく ── 2片

白ワイン ── 大さじ2
塩 ── 小さじ1
ブラックペッパー ── 少々
エクストラバージンオリーブオイル
　── 大さじ2
水 ── 200ml

作り方

1　ミニトマト、パプリカ、セロリ、玉ねぎ、にんにくは適当な大きさにカットし、水とともにミキサーにかけ、なめらかになるまでかくはんする。

2　1を鍋に移し、沸騰させないように中火で4分ほど温め、エクストラバージンオリーブオイル、白ワイン、塩、ブラックペッパーで味を調える。

FOODSTUFF MEMO

トマト 　食物繊維が豊富で腸内環境を整える
高い抗酸化作用のあるリコピンが活性酸素を除去
利尿効果のあるカリウムが豊富でむくみをスッキリ

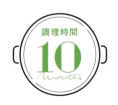

調理時間
10 minutes

イノシン酸（干し桜えび）×
グルタミン酸（キムチ、みそ）で
旨みがアップ！

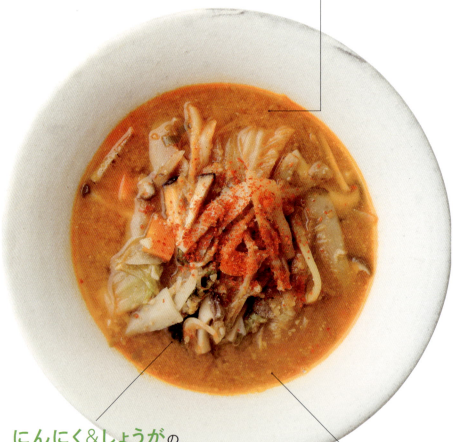

にんにく&しょうがの
Wパワーで冷え性を改善

キムチは必ず
発酵しているものを選んで

· ROOT VEGETABLES KIMCHI MISOCHIGE ·

PART 5 美腸スープ

根菜のだしが染み出した鍋感覚な一品

根菜の キムチみそチゲ

材料（3食分）

白菜キムチ —— 100g
ごぼう —— 100g
にんじん —— 100g
エリンギ —— 100g
にんにく —— 2片
しょうが —— 20g
干し桜えび —— 5g

顆粒こんぶだしの素 —— 大さじ1
酒 —— 大さじ2
白すりごま —— 大さじ2
みそ —— 大さじ2
一味とうがらし —— 小さじ1
ごま油 —— 大さじ1
水 —— 600ml

作り方

1 鍋にごま油を中火で熱し、みじん切りにしたにんにく、せん切りにしたしょうがを炒める。にんにくの香りがたったら、キムチ、ささがきにしたごぼう、いちょう切りにしたにんじんを加えて炒める。

2 全体に火が通ったら水を加え、4分ほど煮る。

3 細切りにしたエリンギ、干し桜えびを加えてひと煮立ちさせる。

4 こんぶだしの素、酒、すりごまを加えて味を調え、最後にみそ、一味とうがらしを加える。

FOODSTUFF MEMO

キムチ

乳酸菌が**腸内環境を整える**
食物繊維が豊富で**便秘を改善**
カプサイシンが**血行を促進**

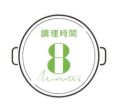

調理時間
8 Minutes

コーンは
ビタミン、ミネラルを
バランスよく含む

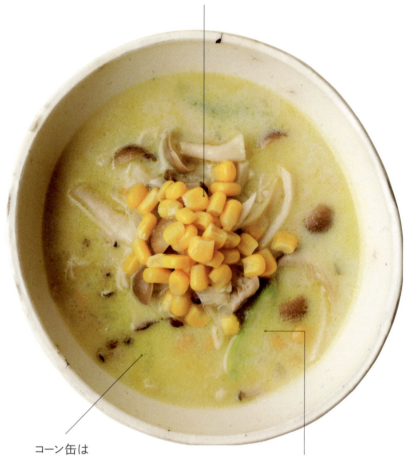

コーン缶は
栄養が安定

豆乳の
大豆イソフラボンで
<u>美肌に</u>

· CORN SOYMILK SOUP ·

PART 5　美腸スープ

ホワイトシチューのようなのにとってもヘルシー

コーン豆乳スープ

材料（3食分）

コーン缶 —— 200g
玉ねぎ —— 小1個
エリンギ —— 100g
しめじ —— 100g
グリーンアスパラガス —— 3本
にんにく —— 2片
しょうが —— 20g

固形コンソメスープの素 —— 2個
塩麹 —— 小さじ2
塩 —— 少々
オリーブオイル —— 大さじ1
豆乳 —— 400ml
水 —— 200ml

作り方

1　鍋にオリーブオイルを中火で熱し、みじん切りにしたにんにく、せん切りにしたしょうがを炒める。にんにくの香りがたったら、みじん切りにした玉ねぎを加えて炒める。

2　全体に火が通ったら豆乳と水を加え、沸騰させないように3分ほど煮る。

3　乱切りにしたアスパラガス、細切りにしたエリンギ、しめじ、コーンを加えてひと煮立ちさせる。

4　固形コンソメスープの素、塩麹、塩を加えて味を調える。

FOODSTUFF MEMO

コーン 食物繊維が豊富で**便秘を改善**
カリウムを多く含み**むくみを軽減**
リノール酸の働きで**血液サラサラ**に

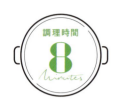
調理時間 8 minutes

きのこの
豊富な**食物繊維**で
腸スッキリ！

イノシン酸（干し桜えび）×
グアニル酸（きのこ）で
旨みがアップ！

干し桜えびの
マグネシウムで
腸を活発に

"MUSHROOM DOUBANJIANG SOUP"

PART 5 美腸スープ

4種のきのこの食感と旨みを贅沢に一度で味わう

きのこづくしの豆板醬スープ

材料（3食分）

しいたけ —— 4個
エリンギ —— 100g
えのきだけ —— 100g
しめじ —— 100g
にら —— 50g
にんにく —— 2片
しょうが —— 20g
干し桜えび —— 5g

鶏ガラスープの素 —— 大さじ2
酒 —— 大さじ2
白すりごま —— 大さじ2
豆板醬 —— 小さじ2
ごま油 —— 大さじ1
水 —— 600ml

作り方

1. 鍋にごま油を中火で熱し、みじん切りにしたにんにく、せん切りにしたしょうがを炒める。

2. にんにくの香りがたったら水を加え、ひと煮立ちしたら細切りにしたしいたけ、エリンギ、一口大に切ったえのきだけ、しめじ、干し桜えびを加えて3分ほど煮る。

3. 鶏ガラスープの素、豆板醬、酒、すりごまを加えて味を調える。

4. みじん切りにしたにらを加える。

FOODSTUFF MEMO

しいたけ
食物繊維が豊富で腸の働きを活発に
しいたけ特有のエリタデニンがコレステロール値を下げる
生活習慣病の予防に

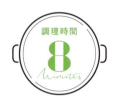

調理時間 **8** Minutes

パセリの
β-カロテンが
サポニンの吸収を促進

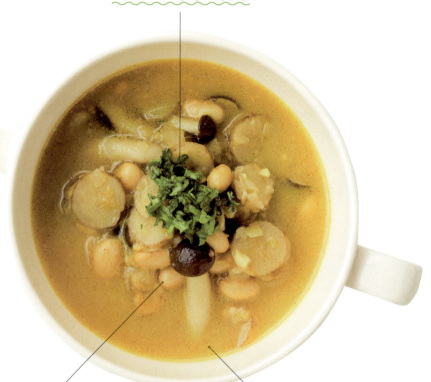

大豆×玉ねぎで
ストレスの緩和に

チーズで
旨みとコクをプラス

SOY CHEESE CURRY SOUP

PART 5 美腸スープ

大豆、ごぼう、きのこが入って腸も大満足！

大豆の
チーズカレースープ

材料（3食分）

大豆水煮 —— 150g
ごぼう —— 150g
玉ねぎ —— 小1個
しめじ —— 100g
パセリ —— 10g
とけるチーズ —— 50g
にんにく —— 2片
しょうが —— 10g

固形コンソメスープの素 —— 2個
カレー粉 —— 大さじ2
塩 —— 少々
オリーブオイル —— 大さじ1
水 —— 600ml

作り方

1　鍋にオリーブオイルを中火で熱し、みじん切りにしたにんにく、せん切りにしたしょうがを炒める。にんにくの香りがたったら、みじん切りにした玉ねぎ、輪切りにしたごぼうを加えて炒める。

2　全体に火が通ったら水を加え、ひと煮立ちしたら大豆、しめじを加えて3分ほど煮る。

3　固形コンソメスープの素、カレー粉、塩、とけるチーズを加えて味を調える。

4　みじん切りにしたパセリをちらす。

FOODSTUFF MEMO

大豆

豊富な食物繊維で腸内環境を整える
大豆イソフラボンは美肌効果あり
サポニンが血液をサラサラに

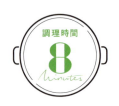

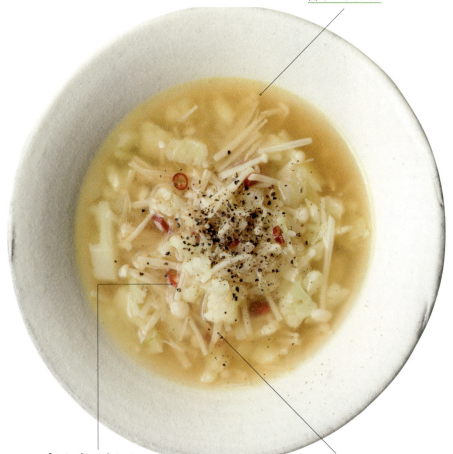

グアニル酸（えのきだけ）×
グルタミン酸（玉ねぎ）で
旨みがアップ！

赤とうがらしで
一気に体が温まります！

えのきだけの
ビタミンB_1で
代謝アップ！

" CAULIFLOWER SPICY SOUP "

PART 5 美腸スープ

ピリッとした辛みにカリフラワーのほろほろ感が美味しい

カリフラワーの
スパイシースープ

······ 材料（3食分）······

カリフラワー —— 200g
玉ねぎ —— 小1個
えのきだけ —— 100g
にんにく —— 2片
しょうが —— 10g
赤とうがらし —— 2本

鶏ガラスープの素 —— 大さじ2
白ワイン —— 大さじ2
塩、ブラックペッパー —— 各少々
オリーブオイル —— 大さじ1
水 —— 600ml

······ 作り方 ······

1　鍋にオリーブオイルを中火で熱し、みじん切りにしたにんにく、せん切りにしたしょうが、輪切りにした赤とうがらしを炒める。にんにくの香りがたったら、みじん切りにした玉ねぎを加えて炒める。

2　全体に火が通ったら水を加え、細かく切ったカリフラワー、一口大に切ったえのきだけを加えて3分ほど煮る。

3　鶏ガラスープの素、白ワイン、塩を加えて味を調える。

4　ブラックペッパーをふる。

FOODSTUFF MEMO

カリフラワー　ビタミンCが豊富で**美肌**に
利尿効果のあるカリウムを多く含み**むくみ予防**
胃もたれを改善してくれる

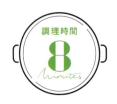

調理時間 **8** Minutes

豊富な**ごぼう**の**食物繊維**で便秘解消

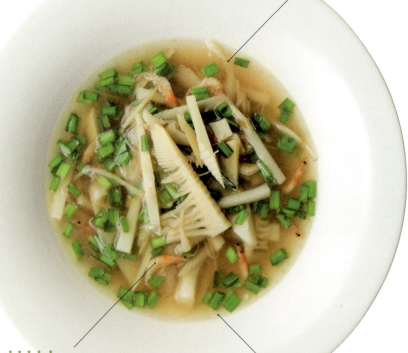

イノシン酸（干し桜えび）×グルタミン酸（ナンプラー）で旨みがアップ！

ナンプラーのタウリンで疲労回復

· BAMBOOSHOOT & BURDOCK LEMON SOUP ·

PART 5 美腸スープ

たけのことごぼうの食感が楽しく酸味の効いた味わい

たけのことごぼうの
レモンスープ

―――――― 材料（3食分） ――――――

たけのこ（水煮）―― 100g
ごぼう ―― 150g
にら ―― 50g
干し桜えび ―― 3g
にんにく ―― 2片
しょうが ―― 20g
レモン ―― 1/2個

固形コンソメスープの素 ―― 2個
ナンプラー ―― 大さじ2
ごま油 ―― 大さじ1
水 ―― 600ml

―――――― 作り方 ――――――

1 　鍋にごま油を中火で熱し、みじん切りにしたにんにく、せん切りにしたしょうがを炒める。にんにくの香りがたったら、ささがきにしたごぼうを加えてさらに炒める。

2 　全体に火が通ったら水を加え、ひと煮立ちしたら薄切りにしたたけのこ、干し桜えびを加えて3分ほど煮る。

3 　固形コンソメスープの素、ナンプラーを加えて味を調える。

4 　みじん切りにしたにらを加え、最後にレモンを搾る。

FOODSTUFF MEMO

たけのこ

食物繊維が豊富で**便秘解消**
優れた整腸作用で**便通を促進**
アスパラギン酸で**疲労回復**

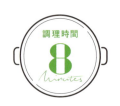

調理時間 **8** Minutes

塩麴で
まろやかな旨みをプラス

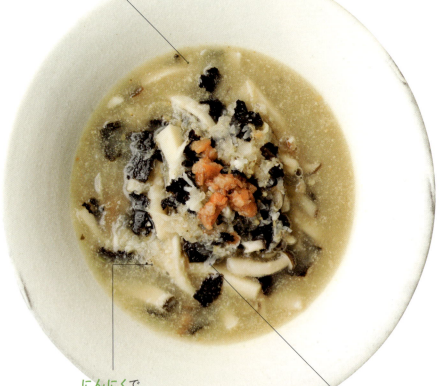

にんにくで
疲労回復

玉ねぎで
血液サラサラに

"SEAWEED & MUSHROOM SALTED PLUM SOUP"

PART 5 美腸スープ

好みでのりはたっぷり加えてもOK

のりときのこ梅のスープ

―――――――― 材料（3食分） ――――――――

梅干し —— 4個
玉ねぎ —— 小1個
しめじ —— 100g
エリンギ —— 100g
にんにく —— 2片
しょうが —— 10g
焼きのり —— 2枚

顆粒こんぶだしの素 —— 大さじ1
塩麹 —— 大さじ2
白すりごま —— 大さじ2
酒 —— 大さじ2
塩 —— 少々
ごま油 —— 大さじ1
水 —— 600ml

―――――――― 作り方 ――――――――

1　鍋にごま油を中火で熱し、みじん切りにしたにんにく、せん切りにしたしょうがを炒める。にんにくの香りがたったら、みじん切りにした玉ねぎを加えて炒める。

2　全体に火が通ったら水を加えて3分ほど煮る。

3　しめじ、細切りにしたエリンギを加えてひと煮立ちさせ、こんぶだしの素、たたいた梅、塩麹、すりごま、酒、塩を加えて味を調える。

4　焼きのりをちぎってちらす。

FOODSTUFF MEMO

のり

のりの1/3は**食物繊維**
豊富に含まれるβ-カロテンで**美肌・美髪効果**
鉄分を多く含み**貧血予防**に

材料別 魔法のスープ INDEX

肉

【牛肉】
ビーフマスタードスープ …………………… 34
牛肉とごぼうのスープ ……………………… 54
牛肉のオイスターソーススープ …………… 88

【豚肉】
豚肉と根菜の豆乳みそスープ ……………… 46

【鶏肉】
コーンチキンカレースープ ………………… 22
チキンココナッツカレースープ …………… 82

【鶏ひき肉】
チキンとトマトのクミンスープ …………… 24
スパイシーポークトマトスープ …………… 28
鶏ひき肉とレタスのスープ ………………… 58

【豚ひき肉】
ポークトマト豆乳スープ …………………… 30
豚ひき肉とキャベツのジンジャースープ … 42
スパイシーそぼろスープ …………………… 84
ポークマスタードスープ …………………… 92

魚介・魚介加工品

【さば缶】
さば缶とさといものポタージュ …………… 68
さば缶とキムチの韓国風スープ …………… 94

【えび】
えびときのこのスープ ……………………… 44

【あさり】
ボンゴレスープ ……………………………… 32

【ほたて】
ほたてのポン酢スープ ……………………… 98

【干し桜えび】
干し桜えびと豆腐のスープ ………………… 50
根菜のキムチみそチゲ ……………………… 104
きのこづくしの豆板醤スープ ……………… 108
たけのことごぼうのレモンスープ ………… 114

【しらす】
しらすとレモンのスープ …………………… 38
しらすとしいたけのスープ ………………… 48
しらすと梅の豆苗スープ …………………… 56

【ツナ缶】
サワートマトツナスープ …………………… 36
かぼちゃとツナのカレースープ …………… 96

【たらこ】
たらこと厚揚げのスープ …………………… 52

【アンチョビ】
サワートマトツナスープ …………………… 36

野菜・野菜加工品

【青ねぎ】
豚ひき肉とキャベツのジンジャースープ … 42
しらすとしいたけのスープ ………………… 48

【梅干し】
しらすと梅の豆苗スープ …………………… 56
のりときのこ梅のスープ …………………… 116

【枝豆】
レタスと枝豆のレモンスープ ……………… 62
かぶと枝豆のポタージュ …………………… 72

【かぶ】
たらこと厚揚げのスープ …………………… 52
かぶと枝豆のポタージュ …………………… 72

【かぼちゃ】
かぼちゃチーズポタージュ ………………… 66
かぼちゃとツナのカレースープ …………… 96

【カリフラワー】
カリフラワーのスパイシースープ ………… 112

【キムチ】
さば缶とキムチの韓国風スープ …………… 94
根菜のキムチみそチゲ ……………………… 104

【キャベツ】
豚ひき肉とキャベツのジンジャースープ … 42
しらすとしいたけのスープ ………………… 48
干し桜えびと豆腐のスープ ………………… 50

【グリーンアスパラガス】
ポークトマト豆乳スープ …………………… 30
コーン豆乳スープ …………………………… 106

【コーン缶】
コーンチキンカレースープ ・・・・・・・・・・・・・・・・・・・ 22
コーンポテト豆腐ポタージュ ・・・・・・・・・・・・・・・ 64
コーン豆乳スープ ・・・・・・・・・・・・・・・・・・・・・・・・・・・ 106

【ごぼう】
しらすとしいたけのスープ ・・・・・・・・・・・・・・・・・ 48
牛肉とごぼうのスープ ・・・・・・・・・・・・・・・・・・・・・・ 54
ごぼうのとしめじのポタージュ ・・・・・・・・・・・・・ 78
根菜のキムチみそチゲ ・・・・・・・・・・・・・・・・・・・・・ 104
大豆のチーズカレースープ ・・・・・・・・・・・・・・・・ 110
たけのことごぼうのレモンスープ ・・・・・・・・・・ 114

【さといも】
さば缶とさといものポタージュ ・・・・・・・・・・・・ 68

【さやいんげん】
しらすとレモンのスープ ・・・・・・・・・・・・・・・・・・・ 38
えびときのこのスープ ・・・・・・・・・・・・・・・・・・・・・ 44
さやいんげんとカッテージチーズの
　豆乳ポタージュ ・・・・・・・・・・・・・・・・・・・・・・・・・・ 76
スパイシーそぼろスープ ・・・・・・・・・・・・・・・・・・・ 84
かぼちゃとツナのカレースープ ・・・・・・・・・・・・ 96

【じゃがいも】
コーンポテト豆腐ポタージュ ・・・・・・・・・・・・・・ 64
じゃがいもと豆腐のポタージュ ・・・・・・・・・・・・ 70

【しょうが】
豚ひき肉とキャベツのジンジャースープ ・・・・ 42
えびときのこのスープ ・・・・・・・・・・・・・・・・・・・・・ 44
豚肉と根菜の豆乳みそスープ ・・・・・・・・・・・・・ 46
しらすとしいたけのスープ ・・・・・・・・・・・・・・・・・ 48
干し桜えびと豆腐のスープ ・・・・・・・・・・・・・・・・ 50
たらこと厚揚げのスープ ・・・・・・・・・・・・・・・・・・・ 52
牛肉とごぼうのスープ ・・・・・・・・・・・・・・・・・・・・・・ 54
しらすと梅の豆苗スープ ・・・・・・・・・・・・・・・・・・・ 56
鶏ひき肉とレタスのスープ ・・・・・・・・・・・・・・・・・ 58
スパイシーそぼろスープ ・・・・・・・・・・・・・・・・・・・ 84
豆腐とえのきの黒酢スープ ・・・・・・・・・・・・・・・・ 86
牛肉のオイスターソーススープ ・・・・・・・・・・・・ 88
ポークマスタードスープ ・・・・・・・・・・・・・・・・・・・ 92
さば缶とキムチの韓国風スープ ・・・・・・・・・・・・ 94
ほたてのポン酢スープ ・・・・・・・・・・・・・・・・・・・・・ 98
根菜のキムチみそチゲ ・・・・・・・・・・・・・・・・・・・・・ 104
コーン豆乳スープ ・・・・・・・・・・・・・・・・・・・・・・・・・・・ 106
きのこづくしの豆板醤スープ ・・・・・・・・・・・・・・ 108
大豆のチーズカレースープ ・・・・・・・・・・・・・・・・ 110
カリフラワーのスパイシースープ ・・・・・・・・・・ 112
たけのことごぼうのレモンスープ ・・・・・・・・・・ 114
のりときのこと梅のスープ ・・・・・・・・・・・・・・・・・ 116

【セロリ】

チキンとトマトのクミンスープ ・・・・・・・・・・・・・ 24
しらすとレモンのスープ ・・・・・・・・・・・・・・・・・・・ 38
ごぼうのポタージュ ・・・・・・・・・・・・・・・・・・・・・・・・ 78
ふんわり卵とトマトのスープ ・・・・・・・・・・・・・・・ 90
ポークマスタードスープ ・・・・・・・・・・・・・・・・・・・ 92
ほたてのポン酢スープ ・・・・・・・・・・・・・・・・・・・・・ 98
ホットガスパチョ ・・・・・・・・・・・・・・・・・・・・・・・・・・・ 102

【大根】
ボンゴレスープ ・・・・・・・・・・・・・・・・・・・・・・・・・・・・・ 32
豚肉と根菜の豆乳みそスープ ・・・・・・・・・・・・・ 46

【たけのこ】
たけのことごぼうのレモンスープ ・・・・・・・・・・ 114

【玉ねぎ】
コーンチキンカレースープ ・・・・・・・・・・・・・・・・・ 22
イタリア風ふわふわ卵スープ ・・・・・・・・・・・・・・ 26
スパイシーポークトマトスープ ・・・・・・・・・・・・ 28
ポークトマト豆乳スープ ・・・・・・・・・・・・・・・・・・・ 30
ボンゴレスープ ・・・・・・・・・・・・・・・・・・・・・・・・・・・・・ 32
ビーフマスタードスープ ・・・・・・・・・・・・・・・・・・・ 34
サワートマトツナスープ ・・・・・・・・・・・・・・・・・・・ 36
豚ひき肉とキャベツのジンジャースープ ・・・・ 42
豚肉と根菜の豆乳みそスープ ・・・・・・・・・・・・・ 46
たらこと厚揚げのスープ ・・・・・・・・・・・・・・・・・・・ 52
レタスと枝豆のレモンポタージュ ・・・・・・・・・・ 62
かぼちゃチーズポタージュ ・・・・・・・・・・・・・・・・ 66
さば缶とさといものポタージュ ・・・・・・・・・・・・ 68
さやいんげんとカッテージチーズの
　豆乳ポタージュ ・・・・・・・・・・・・・・・・・・・・・・・・・・ 76
牛肉のオイスターソーススープ ・・・・・・・・・・・・ 88
ポークマスタードスープ ・・・・・・・・・・・・・・・・・・・ 92
かぼちゃとツナのカレースープ ・・・・・・・・・・・・ 96
ホットガスパチョ ・・・・・・・・・・・・・・・・・・・・・・・・・・・ 102
コーン豆乳スープ ・・・・・・・・・・・・・・・・・・・・・・・・・・・ 106
大豆のチーズカレースープ ・・・・・・・・・・・・・・・・ 110
カリフラワーのスパイシースープ ・・・・・・・・・・ 112
のりときのこと梅のスープ ・・・・・・・・・・・・・・・・・ 116

【チンゲン菜】
牛肉のオイスターソーススープ ・・・・・・・・・・・・ 88

【豆苗】
しらすと梅の豆苗スープ ・・・・・・・・・・・・・・・・・・・ 56

【トマト】
ポークトマト豆乳スープ ・・・・・・・・・・・・・・・・・・・ 30

【ミニトマト】
チキンとトマトのクミンスープ ・・・・・・・・・・・・・ 24
トマトとチーズのポタージュ ・・・・・・・・・・・・・・ 74
ふんわり卵とトマトのスープ ・・・・・・・・・・・・・・・ 90

ホットガスパチョ‥‥‥‥‥‥‥‥‥‥‥102

【トマト缶】
　スパイシーポークトマトスープ‥‥‥‥‥28
　サワートマトツナスープ‥‥‥‥‥‥‥‥36

【ドライトマト】
　ビーフマスタードスープ‥‥‥‥‥‥‥‥34

【長ねぎ】
　えびときのこのスープ‥‥‥‥‥‥‥‥‥44
　牛肉とごぼうのスープ‥‥‥‥‥‥‥‥‥54
　鶏ひき肉とレタスのスープ‥‥‥‥‥‥‥58
　じゃがいもと豆腐のポタージュ‥‥‥‥‥70
　チキンココナッツカレースープ‥‥‥‥‥82
　スパイシーそぼろスープ‥‥‥‥‥‥‥‥84
　豆腐とえのきの黒酢スープ‥‥‥‥‥‥‥86
　さば缶とキムチの韓国風スープ‥‥‥‥‥94

【なす】
　ビーフマスタードスープ‥‥‥‥‥‥‥‥34
　えびときのこのスープ‥‥‥‥‥‥‥‥‥44
　ポークマスタードスープ‥‥‥‥‥‥‥‥92

【にら】
　きのこづくしの豆板醤スープ‥‥‥‥‥108
　たけのことごぼうのレモンスープ‥‥‥114

【にんじん】
　しらすとレモンのスープ‥‥‥‥‥‥‥‥38
　豚肉と根菜の豆乳みそスープ‥‥‥‥‥‥46
　根菜のキムチみそチゲ‥‥‥‥‥‥‥‥104

【にんにく】
　チキンとトマトのクミンスープ‥‥‥‥‥24
　イタリア風ふわふわ卵スープ‥‥‥‥‥‥26
　スパイシーポークトマトスープ‥‥‥‥‥28
　ポークトマト豆乳スープ‥‥‥‥‥‥‥‥30
　ボンゴレスープ‥‥‥‥‥‥‥‥‥‥‥‥32
　ビーフマスタードスープ‥‥‥‥‥‥‥‥34
　サワートマトツナスープ‥‥‥‥‥‥‥‥36
　しらすとレモンのスープ‥‥‥‥‥‥‥‥38
　豚ひき肉とキャベツのジンジャースープ‥42
　えびときのこのスープ‥‥‥‥‥‥‥‥‥44
　豚肉と根菜の豆乳みそスープ‥‥‥‥‥‥46
　しらすとしいたけのスープ‥‥‥‥‥‥‥48
　干し桜えびと豆腐のスープ‥‥‥‥‥‥‥50
　たらこと厚揚げのスープ‥‥‥‥‥‥‥‥52
　牛肉とごぼうのスープ‥‥‥‥‥‥‥‥‥54
　しらすと梅の豆苗スープ‥‥‥‥‥‥‥‥56
　鶏ひき肉とレタスのスープ‥‥‥‥‥‥‥58
　レタスと枝豆のレモンポタージュ‥‥‥‥62
　コーンポテト豆腐ポタージュ‥‥‥‥‥‥64

　かぼちゃチーズポタージュ‥‥‥‥‥‥‥66
　さば缶とさといものポタージュ‥‥‥‥‥68
　じゃがいもと豆腐のポタージュ‥‥‥‥‥70
　かぶと枝豆のポタージュ‥‥‥‥‥‥‥‥72
　トマトとチーズのポタージュ‥‥‥‥‥‥74
　さやいんげんとカッテージチーズの
　　豆乳ポタージュ‥‥‥‥‥‥‥‥‥‥‥76
　ごぼうとしめじのポタージュ‥‥‥‥‥‥78
　チキンココナッツカレースープ‥‥‥‥‥82
　スパイシーそぼろスープ‥‥‥‥‥‥‥‥84
　豆腐とえのきの黒酢スープ‥‥‥‥‥‥‥86
　牛肉のオイスターソーススープ‥‥‥‥‥88
　ふんわり卵とトマトのスープ‥‥‥‥‥‥90
　ポークマスタードスープ‥‥‥‥‥‥‥‥92
　さば缶とキムチの韓国風スープ‥‥‥‥‥94
　かぼちゃとツナのカレースープ‥‥‥‥‥96
　ほたてのポン酢スープ‥‥‥‥‥‥‥‥‥98
　ホットガスパチョ‥‥‥‥‥‥‥‥‥‥102
　根菜のキムチみそチゲ‥‥‥‥‥‥‥‥104
　コーン豆乳スープ‥‥‥‥‥‥‥‥‥‥106
　きのこづくしの豆板醤スープ‥‥‥‥‥108
　大豆のチーズカレースープ‥‥‥‥‥‥110
　カリフラワーのスパイシースープ‥‥‥112
　たけのことごぼうのレモンスープ‥‥‥114
　のりときのこと梅のスープ‥‥‥‥‥‥116

【パセリ】
　イタリア風ふわふわ卵スープ‥‥‥‥‥‥26
　スパイシーポークトマトスープ‥‥‥‥‥28
　ボンゴレスープ‥‥‥‥‥‥‥‥‥‥‥‥32
　さば缶とさといものポタージュ‥‥‥‥‥68
　大豆のチーズカレースープ‥‥‥‥‥‥110

【パプリカ】
　ビーフマスタードスープ‥‥‥‥‥‥‥‥34
　トマトとチーズのポタージュ‥‥‥‥‥‥74
　ほたてのポン酢スープ‥‥‥‥‥‥‥‥‥98
　ホットガスパチョ‥‥‥‥‥‥‥‥‥‥102

【ブロッコリー】
　コーンチキンカレースープ‥‥‥‥‥‥‥22
　サワートマトツナスープ‥‥‥‥‥‥‥‥36

【もやし】
　イタリア風ふわふわ卵スープ‥‥‥‥‥‥26
　チキンココナッツカレースープ‥‥‥‥‥82

【レタス】
　鶏ひき肉とレタスのスープ‥‥‥‥‥‥‥58
　レタスと枝豆のレモンポタージュ‥‥‥‥62

【レモン】
　しらすとレモンのスープ‥‥‥‥‥‥‥‥38

レタスと枝豆のレモンポタージュ……62
たけのことごぼうのレモンスープ……114
【えのきだけ】
ボンゴレスープ……32
豆腐とえのきの黒酢スープ……86
きのこづくしの豆板醤スープ……108
カリフラワーのスパイシースープ……112

【エリンギ】
チキンとトマトのクミンスープ……24
スパイシーポークトマトスープ……28
しらすとレモンのスープ……38
たらこと厚揚げのスープ……52
さば缶とキムチの韓国風スープ……94
根菜のキムチみそチゲ……104
コーン豆乳スープ……106
きのこづくしの豆板醤スープ……108
のりときのこ梅のスープ……116

【しいたけ】
えびときのこのスープ……44
しらすとしいたけのスープ……48
鶏ひき肉とレタスのスープ……58
スパイシーそぼろスープ……84
ほたてのポン酢スープ……98
きのこづくしの豆板醤スープ……108

【しめじ】
サワートマトツナスープ……36
豚肉と根菜の豆乳みそスープ……46
干し桜えびと豆腐のスープ……50
牛肉とごぼうのスープ……54
しらすと梅の豆苗スープ……56
さやいんげんとカッテージチーズの
　豆乳ポタージュ……76
ごぼうとしめじのポタージュ……78
ふんわり卵とトマトのスープ……90
かぼちゃとツナのカレースープ……96
コーン豆乳スープ……106
きのこづくしの豆板醤スープ……108
大豆のチーズカレースープ……110
のりときのこ梅のスープ……116

【マッシュルーム】
牛肉のオイスターソーススープ……88

卵・豆腐・大豆加工品・豆類・チーズ

【卵】
イタリア風ふわふわ卵スープ……26
ふんわり卵とトマトのスープ……90

【豆腐】
干し桜えびと豆腐のスープ……50
コーンポテト豆腐ポタージュ……64
じゃがいもと豆腐のポタージュ……70
豆腐とえのきの黒酢スープ……86

【厚揚げ】
たらこと厚揚げのスープ……52

【大豆水煮】
大豆のチーズカレースープ……110

【豆乳】
ポークトマト豆乳スープ……30
豚肉と根菜の豆乳みそスープ……46
たらこと厚揚げのスープ……52
レタスと枝豆のレモンポタージュ……62
かぼちゃチーズポタージュ……66
さば缶とさといものポタージュ……68
かぶと枝豆のポタージュ……72
トマトとチーズのポタージュ……74
さやいんげんとカッテージチーズの
　豆乳ポタージュ……76
ごぼうとしめじのポタージュ……78
コーン豆乳スープ……106

【ミックスビーンズ】
かぼちゃチーズポタージュ……66
トマトとチーズのポタージュ……74
ごぼうのポタージュ……78

【カッテージチーズ】
レタスと枝豆のレモンポタージュ……62
さやいんげんとカッテージチーズの
　豆乳ポタージュ……76
ごぼうとしめじのポタージュ……78

【クリームチーズ】
かぶと枝豆のポタージュ……72

【とけるチーズ】
大豆のチーズカレースープ……110

【パルメザンチーズ】
イタリア風ふわふわ卵スープ……26
かぼちゃチーズポタージュ……66
トマトとチーズのポタージュ……74

その他

【カレー粉】
コーンチキンカレースープ……22
チキンココナッツカレースープ……82
かぼちゃとツナのカレースープ……96

この本を手にしてくださったみなさまへ

　いかがでしたでしょうか？　魔法の即やせ低糖質スープ。今回は忙しい方でも時間をかけず作れるように、すべて10分以内で作れるレシピを考案しました。そして、低糖質とともにこだわったのが、短時間でもしっかりと旨みとコクが出るように、各食材の持つ旨み成分を掛け合わせたこと。主に肉類や魚類に含まれる<u>イノシン酸</u>、こんぶや玉ねぎ、トマト、アスパラガス、チーズなどに含まれる<u>グルタミン酸</u>、干ししいたけや加熱したえのきだけ、のりなどに含まれる<u>グアニル酸</u>、貝類に含まれる<u>コハク酸</u>など。異なる旨み成分を重ねることで相乗効果がうまれ、驚くほど格段に美味しさがアップします。そして、ほとんどのスープが最初ににんにくや玉ねぎなどを炒める工程からスタートするのも、オイルで炒めることで野菜のまろやかな旨みを抽出してスープにコクを出すためです。そのため10分で簡単においしいスープを作ることができるので、飽きずに続けていただけたらいいなぁと。

　温かいスープを飲むことで体が温まりますし、どのスープもタンパク質がたっぷりで、にんにくやしょうがを加えているので、血行を促進し代謝も上げてくれます。スープなら食材の水溶性で溶け出した栄養素もすべて摂取することが出来ます。1回分のレシピは3食分なので、余ったスープは冷凍保存も可能です。

　結構長く生きているので（笑）、今までの人生の中で、様々

なダイエットに挑戦してきました。せっかちな性格なため、素早くやせたい……という気持ちで、いつも選ぶのは短期間のダイエット。2キロくらいはやせてそれなりに効果は出るのですが、また忙しくなったりすると、ストレスから食べる量が増えてしまい、体重が元通り。お酒も好きなので……。

　それが、今回のスープダイエットで初めて、2か月間で6キロやせることが出来ました。まじで？？　と、自分で一番驚いています。Atsushi's Soupは、コクと旨みがしっかりとあり、具沢山で食べごたえのあるスープなので、まず満足感があります。一度の食事で満足感を得られると、食べすぎを防ぐことが出来ます。空腹感の強い時はスープをおかわりして満足感を得ていました。そして小腹が空いたら、食物繊維がたっぷりで血糖値をあげにくい低GI値の干し芋を間食に。なので、ストレスを感じることなく続けられたダイエット。今までの経験から痛感しているのがダイエットの大敵はストレスだということ。あまりに空腹感が続いたりして、ストレスを感じるとドカ食いに走りやすいので。

　たっぷりの野菜とタンパク質を掛け合わせた魔法の即痩せ低糖質スープ。ぜひみなさまの毎日の食生活に加えていただけると嬉しいです。人間の体は、日々食べるもので作られていきます。栄養価の高い食材をしっかり賢く食べて、細胞から元気に、毎日を健康に活力一杯で過ごしていきたいですよね。

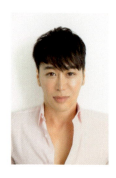

Atsushi

ディーゼル、D&G、ヴェルサーチのPRを経て、フリーランスとして独立。オーストラリアで習得した堪能な英語力、豊かな海外経験を活かし、ファッション業界の第一線で活躍。ファッションの歴史やトレンド、美容、食についても豊富な知識を持つ。現在はファッション&ライフスタイルプロデューサーとして数多くのプロデュースアイテムを発表、ナチュラルスキンケアブランド「abotanical」を立ち上げ、TV、雑誌、イベント、ラジオなど幅広く活躍中。集英社「Marisolオンライン」ではレシピ連載を2010年より開始、8年続く人気連載に。また、PRコンサルタントとしてもさまざまなブランドに携わり、イベント、パーティーのオーガナイズも行う。2012年、ジュニア野菜ソムリエ、タイにてタイ古式マッサージ資格取得。2016年漢方養生指導士初級取得、野菜ソムリエ中級の試験に合格し、野菜ソムリエプロに。

Instagram @atsushi_416

手軽にできておいしくてやせる♡ Atsushi好評既刊

第1弾
モデルがこっそり飲んでいる
3日で2kgやせる魔法のスープ

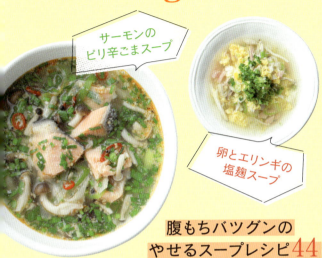

サーモンのピリ辛ごまスープ

卵とエリンギの塩麹スープ

腹もちバツグンのやせるスープレシピ44

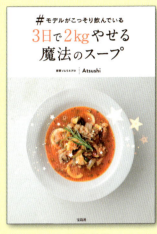

定価：本体1280円＋税

第2弾
モデルがこっそり食べている
3日で2kgやせるごちそうサラダ

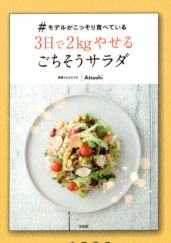

定価：本体1300円＋税

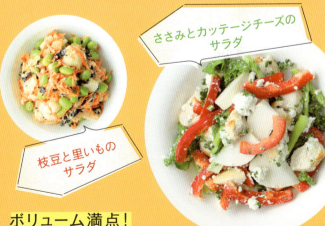

ささみとカッテージチーズのサラダ

枝豆と里いものサラダ

ボリューム満点！やせるサラダレシピ44

宝島社　お求めは書店、公式直販サイト・宝島チャンネルで。　宝島社　検索

STAFF

Photo　**MUNETOSHI YANO**
Hair & make-up　**MEGUMI MATSUMOTO**
Cooking assistant　**HIROKO TAKENAKA**

Book design　**ARISA OHKUBO**

Management　**KIYOMI HIRAYAMA, SHU YOSHIZAWA** [IDEA]

Edit　**MIKA MOCHIZUKI**
Editor in chief　**TOMOKO KODERA**

#モデルが撮影前に飲んでいる
魔法の即ヤセ低糖質スープ

2018年12月10日　第1刷発行
2020年10月20日　第8刷発行

著　者　Atsushi

発行人　蓮見清一

発行所　株式会社宝島社
〒102-8388 東京都千代田区一番町25番地
☎03-3239-0926（編集）☎03-3234-4621（営業）
https://tkj.jp

印刷・製本　サンケイ総合印刷株式会社

本書の無断転載・複製を禁じます。乱丁・落丁本はお取り替えいたします。
©Atsushi 2018 Printed in Japan
ISBN：978-4-8002-9020-5